U0309011

针灸推拿学
基础与临床应用

薛正海 等 主编

江西科学技术出版社

江西·南昌

图书在版编目（CIP）数据

针灸推拿学基础与临床应用/薛正海等主编.--南

昌：江西科学技术出版社，2020.7（2024.1重印）

ISBN 978-7-5390-7343-9

Ⅰ.①针… Ⅱ.①薛… Ⅲ.①针灸学②推拿 Ⅳ.

①R24

中国版本图书馆CIP数据核字(2020)第092990号

选题序号：ZK2019449

责任编辑：王凯勋

针灸推拿学基础与临床应用
ZHENJIU TUINAXUE JICHU YU LINCHUANGYINGYONG

薛正海等　主编

出版发行	江西科学技术出版社	
社　　址	南昌市蓼洲街2号附1号	
	邮编：330009　电话：（0791）86623491　　86639342（传真）	
经　　销	全国新华书店	
印　　刷	三河市华东印刷有限公司	
开　　本	880mm×1230mm　　1/16	
字　　数	308千字	
印　　张	9.5	
版　　次	2020年7月第1版　2024年1月第1版第2次印刷	
书　　号	ISBN 978-7-5390-7343-9	
定　　价	88.00元	

赣版权登字：-03-2020-181

编　委　会

研习中医知识
领悟中医之道

 中医理论 | 学理论基础，明阴阳平衡之道

 养生方法 | 听音频讲解，掌握养生规律

健康自测 | 表征观察自测，防病于未发

书单推荐 | 深入研读推荐，拓展中医知识

--- 学习拓展 --- ◎中医漫谈 ◎读书笔记

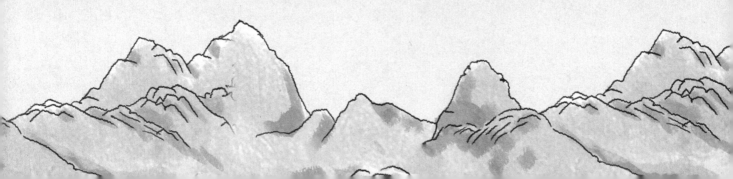

前言

针灸推拿是医学宝库中的一颗明珠，具有"简、便、廉、验"的优势，是一门古老而又有发展前景的中医学科，属中医外治法范畴。针、灸有别，针法指在体表的腧穴上进行针刺、叩击、放血等操作，灸则指用艾绒做成艾炷、艾条或艾绒装入温灸器中，点燃后熏灼皮肤的一定穴位，进行温热刺激。推拿，又称按摩，古称按跷、案抚。近年来，随着医疗科技的迅速发展和中医事业的振兴，针灸推拿学与现代化医疗科技交叉渗透，得到了迅速发展，并率先走向世界，为人类健康事业做出了重要的贡献。但是临床上系统介绍针灸推拿的书籍却少之又少，为此，我们编写了此书。

本书内容包括总论、经络、针灸治疗方法、推拿治疗方法、肺系病证的针灸治疗、心脑病证的针灸治疗、胃肠病证的针灸治疗、肾系病证的针灸治疗、妇产科病证的针推治疗、儿科病证的针推治疗、骨伤科病证的针灸治疗及脊柱躯干部病证的推拿治疗。本书在编写中汲取了近年来针灸推拿学术发展的成果和临床成熟的经验，以临床实用为前提，辨证与辨病相结合，突出了临床诊断的准确性和治疗的针对性。辨证以经络脏腑为要，其他辨证为辅，以辨病证的不同证候；施治部分包括治则治法、选穴处方、其他疗法等。全书精于临证实践，须于中医辨证，妙于针推诊治，可供针灸专业医生、社区医生及基层医生参考使用。

由于编者众多，文笔风格不尽一致，虽经反复校对、审核，但书中难免存在不足之处，恳请广大读者予以批评、指正，以便再版时修正。

编 者

2020 年 7 月

目 录

第一章

总论

第一节 针灸推拿治疗特色

一、针灸治疗特色

（一）经络理论和辨证论治

经络理论是针灸的主要理论基础。十二经脉是经络的主干，是以三阴三阳理论构建的人体气血循行模型。在《灵枢经》诸篇中，存在有迥然不同的经脉循行流注走向体系，其中较重要的是以《经脉》《营气》为代表的十二经（或十四经）周而复始的循行路线，和以《九针十二原》《本输》《根结》为代表的向心性经气（原气）运行流注的循行路线。实际上前者只是营气流注，是个生理状态模式。从临床病变及针灸治疗角度来分析，还是后者更符合临床实际，如循经感传和针感、灸感走向和子午流注用五输穴等，大都按向心性走行。

经络理论目前最重要的研究内容是经脉－脏腑相关。经络理论是解决病变部位、反应部位和治疗部位内在关系的理论。因此，针灸临床应以经络辨证为主，更多侧重病变部位和所属十二经脉的关系，以患者气血、寒热、虚实状态变化为主。针灸治疗常以症状发生部位为依据，以经气、络血之盛（实）虚寒热为辨证施治纲领，循经取穴或以痛为输，指导选穴组方。可根据患者具体反应的不同，在选穴、定穴、施术等方面有所调整，形成病症（以症为主）－部位－腧穴的辨证思维方式。其论治一般以"通其经脉，调其血气"为总则，主张"凡刺之道，气调而止""无问其病，以平为期"的效应和目标。

（二）针灸以腧穴为治疗部位

腧穴是人体"神气游行出入之所"，故称气穴、气府，是机体在疾病状态下的疾病反应点和良性治疗点。作为针灸施术部位，腧穴包括经穴、奇穴和以痛为输的阿是穴，以及耳穴等微刺系统穴位。腧穴具有相对特异性和双向调节作用，不论寒热、阴阳、表里均能运用。

研究证明，疾病反应点是动态的、个体化的、敏化的腧穴。疾病反应点的表现，可分为形态改变和功能改变两方面。形态改变，如皮下组织和肌肉处出现条索、结节状改变，皮肤出现皮疹、浅表血管改变和色泽变化。功能改变，如压痛、低阻点和皮温变化等。压痛点和热敏化是不同性质的穴位敏化类型，压痛点属力敏化，对机械能刺激敏感，如针刺、按压等；热敏化对热能刺激敏感，如艾灸等，两者有时可在同一穴位发生。对艾灸热敏化和针刺得气的研究，可为正确选择针灸适应证和效能机制提供客观依据。

（三）针灸效能和病症性质

针灸调节作用的本质，决定了针灸效能的大小及其局限性。一般而言，凡能直接作用的部位，针灸效果就较为优越，如肌肉骨关节病、皮肤病、眼和鼻咽病、胃肠病、膀胱功能障碍病、妇科腹部病，可见针灸局部作用的表现尤其突出。

再者，针灸效能和机体整体调节状态密切相关，当针灸局部刺激与依靠经络传导调节的远端效应和整体调节相结合时，其效果要优于单一局部或远端的效能。因此，针灸能有效治疗内分泌代谢障碍、神经系统疾病和精神行为障碍。诚然，针灸效能的发挥大多在疾病初始或康复阶段，有一定的时限性，故必须认真选择介入时段和病症类型。

（四）针灸治疗技术和过程

针灸治疗技术的运用主要包括针刺和艾灸两大类。针刺有刺经得气、刺络放血等区分；艾灸则有直接灸、间接灸等不同。

毫针疗法是主要的针刺方法，其中运用各种得气、候气、行气、补气、泻气、调气、导气手法，尤其是针刺"随气用巧"的核心技术。《灵枢经·官能》云："语徐而安静，手巧而心审谛者，可使行针艾。"这说明针刺时医家要神定气闲、心静手巧、心手合一。针灸治疗过程是医者治神和患者得气的统一，强调医患相得、形神合一。

二、推拿治疗特色

1. 适应证广，疗效显著

有很多慢性病、多发病，如颈痹、腰痛、漏肩风、胃痛、腹痛等症，药物治疗效果往往不佳，若采用推拿治疗，则能收到比较满意的疗效；对感冒、头痛、落枕、急性扭伤等疾病，也能收到显著的治疗效果。小儿推拿具有更加丰富的经络、穴位以及手法，适应范围更广，对儿童的健康和生长发育具有更好的保健和治疗效果。

2. 简便经济，施术安全

推拿既不需要医疗器械和药物，也不需要有固定的场所，在家庭、厂房、田野、旅行中随时都可施术。推拿比较安全，只要认真细致地按手法要领、操作规程施术，不会发生不良后果和医疗事故。

3. 易学易懂，业精于勤

推拿入门不难，学了即能用。不但专业医务工作者可学，为患者治疗，而且广大业余爱好者，也较容易掌握，为家属和亲友解除痛苦。当然，能否用较短的时间学会、学好，达到治愈疾病的目的，关键在于认真学、刻苦练，掌握手法要领，做到刚柔相兼、柔软深透、触及于外、巧生于内、法从手出、手随心转，达到随心所欲。

第二节　针灸推拿治疗作用

一、针灸治疗作用

（一）针灸之要，调和阴阳

针灸中徐疾补泻和提插补泻手法是根据营卫阴阳理论倡立的。徐疾泻法由深而浅、一进三退，提插泻法紧提慢插、以上提动作为主，从内引持邪气外泄，是"从阴引阳"；徐疾补法由浅而深、三进一退，提插补法紧插慢提、以下插动作为主，从外推纳阳气内入，是"从阳引阴"。如此则"阳下之曰补，阴上之曰泻"，可治"阳入阴分，阴出阳分，相易而居"之病，有调和阴阳的治疗作用。烧山火和透天凉以徐疾补泻和提插补泻为主要组成形式构成，烧山火补阳散寒，透天凉泄邪清热，亦以调和阴阳为治疗目的。

人体疾病是阴阳平衡失调的结果，阴盛阳虚则寒，阳盛阴虚则热。在针刺手法操作上应当分别对待，采取各种不同的形式。在一穴之中补泻兼施，阳中隐阴在浅层行烧山火补阳、在深层行透天凉泻阴，先补其阳而后泻其阴；阴中隐阳在深层行透天凉泻阴、在浅层行烧山火助阳，先泻其阴而后补其阳。上述两法有调和阴阳的作用，故可分别用于先寒后热和先热后寒等阴阳失调的病证。在一经或两经之中选穴，补泻兼施，则用补母泻子（子母补泻）、左补右泻、上补下泻等方法，是用以调和阴阳的针刺配穴补泻法。

（二）疏经通络，运行气血

经通络，运行气血作为针刺操作技术的手法，其主要作用是通过各种方式刺激经络腧穴，以调和气血，促使经络气血的运行。在复式补泻手法范畴中，以补泻法和行气法组合者，大多有疏通经络、调和气血的作用。至于留气、纳气用治癥瘕积聚，龙虎交战手法用治各种疼痛，其疏通经络、调和气血的作用就更为显著。又如以呼吸与提插手法结合，采用抽添和接气通经，针刺感应强烈，主要适用于肢体的瘫痪麻痹，有通关过节、调和气血的作用，临床疗效较好。根据经络左右贯通的规律而施的巨刺和缪刺法，巨刺者治经病，缪刺者治络病，其疏调经气和活络行瘀的作用又有所区别，故采用针具和手法又有所不同。

在《灵枢经·官针》中记载有各种深浅刺法和多针刺法，大多有疏通经络、调和气血的作用，临床上主要以阿是穴取治。其中，根据病位深浅分别采用的刺法，如皮表病用毛刺、半刺、直针刺，血络病用络刺、豹文刺和赞刺，经筋病用恢刺、关刺，肌肉病用分刺、合谷刺和浮刺，骨病用短刺和输刺（十二刺之一）等，总以疏通经络，"通则不痛"为治则。又如多针刺法也以病变局部的痛点和阿是穴为主进行针刺，采用多支毫针来刺激局部，以加强刺激量，扩大刺激范围，加强针感传导，其用意也在于调和气血，促进经络气血运行。

灸感的产生以艾灸为主，如应用艾条在穴区反复上下左右移动，上下来回如雀啄，左右摇摆类飞腾，要求刺激强度大、刺激时间长，以产生一种动态的艾灸刺激，连续均衡而不间断地有效积累艾灸刺激量。在此基础上，常可出现灸感的循经传导。如用艾炷灸时，则必须应用连续法，不待艾炷燃尽，当其将灭未灭之际，就在余烬上再加新艾炷，连续而不使火力中断，每可出现循经感传。

（三）补虚泻实，扶正祛邪

针刺补泻除涉及机体反应状态和针刺作用形式之外，腧穴的选用和针刺先后顺序的不同也是其中的一个影响因素。可以说，针刺补泻是以虚实辨证为前提，以穴位选配为基础，以针刺操作为具体内容的综合治疗方法。《难经》根据五行学说理论，以五输穴为基础，通过穴位选配，采用补泻先后等方法，形成并发展成为补母泻子、泻南补北之法，对脏腑虚实夹杂病证有显著的效果。针刺的临床意义在于调和经气，使其有余者泻之、不足者补之，恢复正常的气血运行状态，达到扶正祛邪的目的。

针刺补泻的临床效果，常可根据针下感觉的变化来判定。根据针下感觉的不同，分别采用针刺补泻，其效应迥然有别。正气虚者，针下虚滑，用补法则若有所得，针下会变得沉紧；邪气盛者，针下紧涩，用泻法则恍然若有所失，针下会变得滑利。针刺补泻的作用还可从针下寒热感应的变化来判定。针刺补法（如烧山火）引导阳气入内，故针下有温热感觉，用以温阳散寒，是为扶正。针刺泻法（如透天凉）排泄阴气出外，故针下有寒凉感觉，用以清热泻火，是为祛邪。根据《黄帝内经》所示，后世以徐疾、提插手法为基本形式，构成烧山火和透天凉等复式补泻操作术式，诱导针下寒热感应，为针刺手法的重要内容之一。

艾灸也可根据病证虚实，施行补泻操作，扶正祛邪。可以艾灸火力强弱和时间长短分别进行补泻操作。补法，即艾炷点燃置穴，不吹其火，徐徐燃尽待其自灭，火力缓慢温和，是为徐火、弱火；灸治的时间较长，壮数可多，有扶助正气之功。泻法，即艾炷置穴点燃，用口吹旺其火，促其快燃，火力较猛，快燃快灭，是为疾火、强火；当患者觉局部灼痛时，即迅速更换艾炷再灸；灸治时间较短，壮数较少，取其祛散邪气的作用。选用偏重于泻的药物进行隔物灸或贴敷，就起到泻的作用，如甘遂贴敷可攻逐水饮，豉饼隔物灸散泄毒邪。选用偏重于补的药物进行隔物灸或贴敷，则起到补的作用，如隔附子饼灸则补虚助阳，蓖麻仁贴敷百会穴常有补气固脱之功。

二、推拿治疗作用

推拿治疗是通过手法作用于人体，以调节神经功能，疏经活血，通利关节及使经络疏通，营卫调和，使气血周流如常，达到阴阳相对平衡，促进机体自然抗病功能。

（一）调节神经功能

神经系统联络着身体各部，影响着各部分各器官的功能活动。神经功能失调，或显兴奋增强，或显抑制增强，均能使某些器官的功能发生紊乱而致病。这与"阴胜则阳病，阳胜则阴病"的致病原理是相应的。推拿通过手法的作用，反射性地影响神经功能，使神经的兴奋抑制过程达到相对的平衡，也就是使阴阳平衡，从而起到治疗作用。例如，头痛或牙痛时在相应的穴位上（如合谷穴）进行推拿，即可止痛。这是由于推拿手法造成了一个新的兴奋点，而使原来部位上的疼痛感觉减轻或消失，这种现象称为"移痛法"。又如高血压患者有头晕、头痛等症状（多属于肝阳上亢），在进行推拿后，即引起血压的一时性下降，这是由于推拿手法，通过神经反射使周围血管扩张的结果，这种调节作用称为"平肝阳"。又如风寒感冒时发生汗闭、体温升高、全身发困、头痛不舒，经用推拿疗法后，可反射性地引起周身发汗，各种症状顿时消散，这种调节作用称为"解表"。又如临床上发生急性尿潴留时，在下腹部和相应的穴位（如气海穴）进行推拿可反射性地引起膀胱收缩而排尿。

（二）增强身体抵抗力

推拿可以改善体质，调动身体内部的抗病能力，从而收到防治疾病的效果，这就是"扶正祛邪"的治疗道理。如对强直性脊柱炎的患者，推拿不但能使强直的脊柱增加活动度，减轻疼痛，而且经过一个阶段的推拿治疗后，患者面部气色会由晦暗转为红润，食欲增加，体重增加。全身体质的改善，又可进一步促进治疗效果。再如对胃下垂患者，推拿不但能直接改善胃肠功能，解除一系列胃肠道的症状，而且能使全身肌肉张力提高，一般状况改善，从而进一步提高和巩固原来的治疗效果。推拿后的面部，以及未经推拿的远隔部位，皮肤温度都有升高，这说明推拿可促进新陈代谢，并使周围血管开放，血流旺盛，增强抵抗外邪侵袭的能力，促进身体防御机能即"营卫"的活动，从而加强身体外卫作用。

（三）舒筋活血，滑利关节

推拿直接作用于局部病痛之处的治疗效果比较容易在外观上看出来，如肢体扭、挫受伤，局部瘀血肿痛，推拿可舒筋活血，去瘀生新，也就是使瘀血消散，肿痛消退。临床所见的消肿就能止痛的实际效果，符合"不通则痛，通则不痛"的原理。

因瘫痪引起的肌肉萎缩，推拿能使其恢复张力，增强肌力，所谓"疏通经络，强壮筋骨"。由各种原因引起的关节强直，推拿可直接使强直的关节增强活动度。对于腰椎间盘突出症的患者来说，通过推拿手法机械力的作用，可使其突出部分逐渐还纳。

第三节　针灸推拿治疗原则

一、针灸治疗原则

针灸临床技术操作必须在辨证论治原则指导下进行。在临床上，首先要根据望、闻、问、切四诊所得，全面系统地掌握临床资料，采用一系列的辨证方法，对疾病的临床表现和有关情况进行综合分析，从而做出正确的辨证。然后，在辨证基础上制订治疗方案、选穴处方，采取不同的针灸技法进行操作，这就是针灸证治过程的重要步骤和方法。对于针灸技法来说，辨证论治不仅是其理论基础，而且是选择应用的重要原则。

（一）八纲辨证

八纲辨证是在脉证合参的基础上做出的证候和病情判断。针灸技术尤其是补泻，应该在八纲辨证原则指导下应用，否则就有可能犯虚虚实实的错误，造成"补泻反则病益笃"的不良效果。针灸临床应该以经络辨证为主作指导，以症状发生部位为依据，更多侧重病变部位和所属十二经脉的关系，以气血、盛（实）虚、寒热为辨证施治纲领，循经取穴或以痛为输，指导针灸治疗选穴组方。

（二）标本先后

1. 病证标本和针灸先后

病证有标本，病情有缓急，在临床上须仔细分析，并据此指导针灸治疗，确定具体步骤，实施先后针灸。标本理论以先病为本，后病为标；正气为本，邪气为标；内脏病为本，躯体病为标等等。在临床上，强调"治病必求其本"的总则和"急则治其标，缓则治其本"等具体措施。临床治疗当根据病情缓急和病症轻重程度来决定具体方案。病症显著急重者，可取小方、奇方进行腧穴配伍，实证独行针灸泻法，虚证独行针灸补法。如病症不甚显著，病情稳定时，则需根据标本兼顾的原则，取大方、偶方、复方配穴，进行先后补泻针灸，以提高临床疗效。

先后针灸补泻是根据标本理论制定的重要治疗方法。在具体治疗时，先后补泻法可在一穴之中实施，亦可在一经或两经中选配穴位进行操作。在一穴之中进行针刺先后补泻，如阳中隐阴、阴中隐阳等复式补泻。阳中隐阴法，先补后泻、多补少泻，主治先寒后热、虚多实少之证；阴中隐阳法，先泻后补、多泻少补，主治先热后寒、实多虚少之证。在一经或两经之中选配穴位进行针刺补泻，则可根据阴阳五行理论和脏腑经络辨证，采取子母补泻、泻南补北、左补右泻、左泻右补、上补下泻、下补上泻等方法。总之，以先病为本、后病为标，正气为本、邪气为标，健侧为本、患侧为标，远端穴为本、邻近局部穴为标，来进行先后补泻。

2. 经脉标本和针灸先后

（1）十二经脉标本：在十二经脉标本中；经脉腧穴分布有上下、内外关系。标指末梢，标部在上，在头面、胸、背，其经气弥漫散布。本指根本，本部在下，位于四肢下部，其经气集中发源。末梢和根本，位置有高下之分，标在上而本在下。经脉标本理论说明经气运行流注上下升降和集散的关系。根据《灵枢经》所述，各阳经均以头面为标，而各阴经主要以背俞、腹募为标，而阴阳经之本都在四肢。

（2）十二经脉根结：根，树根，起始之义；结，结聚，归结之义。十二经气所始为根，是四肢末端的井穴，故称四根；所归为结，结于头、胸、腹三部，故称三结，具体是三阳经结于头，手三阴结于胸，足三阴结于腹。根结和标本有其一致性，均以四肢为本、为根，躯干为标、为结。根结和标本的关系，根之上再有本，结之外又有标。根结主要说明经气循行的两极相连关系，标本理论则主要说明经气流注的弥漫散布影响。两者互相贯通，说明经气上下内外相应的原理。

（3）标结、根本配用：标结、根本配用是针灸处方标本兼顾、局远互用的重要措施，临床应用广泛，疗效显著。如痉病项强取天柱配束骨，肢体佝偻取风池配悬钟，是本经标结、根本配用。腹部肿满取天池配委阳，是表里经标本配用。耳鸣取耳门配地五会，是手足同名经标本配用。现今耳针、鼻针、面针、腹针等穴位微刺系统的发现和临床应用，以及胆囊穴、阑尾穴等奇穴治内脏病的应用，可从经脉标本根结理解。而针刺镇痛麻醉，更是在标本、根结理论指导下的现代应用范例。

（三）因人制宜

"因人制宜"施治是使用针灸技法的重要指导原则。根据患者的性别、年龄、体质、形态、性格等不同特点，指导针灸治疗，采取相应的技法操作，属于"因人制宜"治则的范畴。

1. 根据个体生理特点来指导针灸操作

人体在正常生理状态下所表现出来的个体特殊性，常受到年龄、性别、精神生活、环境变化等因素的影响。了解患者在生理状态下所表现出来的特点，是指导针灸操作的原则之一。

（1）年龄性别：年龄是影响生理体质的一个重要因素，体质随年龄而呈现时限性。小儿体质具有脏腑娇嫩、气血未充而又生机蓬勃的特点，青壮年脏腑功能健全、体格强壮充实，老年人则有脏腑功能低下、体质日趋衰老的特点。在针灸治疗过程中，针对上述特点，婴幼儿、老年人宜浅刺、疾刺、少留针，艾灸小炷、少壮；青壮年患者宜深刺、多刺、久留针，艾灸大炷、多壮。男女性别的不同，其生理特点自有差异。男子多阳刚之性，形体充盛，性格果断刚毅，针刺宜用强刺激手法，久留针，艾灸大炷、多壮；女子多阴柔之性，形体娇嫩，性格温柔和缓，针刺宜用弱刺激手法，少留针，艾灸小炷、少壮。

（2）形体强弱：形体的高矮肥瘦，骨骼肌肉的强健和软弱，常影响着个体生理特点。一般来说，形体强壮、筋骨坚固、皮肤黝黑、身高体胖者，宜深刺、久留针，取穴多；体实者，宜艾灸大炷、多壮，或做顿灸一次灸完。形体弱小、筋骨弛软、皮肤白皙或萎黄、身矮体瘦者，宜浅刺、少留针，取穴少；久病、体虚者，宜艾灸小炷、少壮。对体质差者，可用报灸，分若干次灸完，以控制灸量、完成疗程。

（3）对针灸的耐受性：不同个体对针灸治疗有不同的感应。在临床治疗时，医师尤其需要根据患者的不同特点来掌握刺激程度和强弱。对针灸敏感、耐受性弱者，宜予轻刺激手法，捻转、提插幅度要小，用力宜轻，或采用平补平泻，或浅刺、疾刺而不留针；如用灸法则以温针灸、温和灸、间接灸、麦粒灸为宜。对针灸感应迟钝、耐受性强者，宜予以强刺激手法，捻转、提插幅度要大，用力要重，或采用大补大泻，或深刺、多针刺而久留针；如用灸法，可根据病情选用较大艾炷直接灸或间接灸。

2. 根据不同的病理体质来指导针灸操作

病理体质是根据个体相对稳定的临床体征和症状特点，来区别患者体质特点和趋病性的。以下仅就和针灸技法有关的内容进行介绍。

（1）阳虚质和气虚质：阳虚质和气虚质常表现有轻重程度不同的特点。气虚质，面色无华，脉虚无力，舌淡或淡胖而有齿痕，临床可见头晕、神疲乏力、气短懒言、言语低微等症，表现为生理功能不足；阳虚质，面色苍白，形体虚浮，脉沉迟，舌淡胖、苔润，临床以形寒肢冷、喜按喜暖、便溏、夜尿清长为特点，是在气虚基础上程度加重所表现出来的病理类型。在针灸治疗时，气虚者宜予针刺平补平泻或弱刺激手法，也可配合温针灸、温和灸、麦粒灸等作用缓和的艾灸；阳虚者常呈针感耐受状态，其气至迟缓，可用烧山火等大补手法以加强刺激，或用大艾炷隔物灸、直接灸以激发经气，回阳救逆、温阳散寒。

（2）阴血虚亏质和阴虚内热质：阴血虚亏质，面色萎黄或白皙，唇甲淡白，脉细弱，舌淡，临床可见眩晕、耳鸣、失眠、心悸、肢麻等症；阴虚内热质，则常在血虚或气虚基础上发展而来，表现为颧红、舌红少苔、脉细数，临床以五心烦热、咽燥口干、烦躁易怒、盗汗为特点，呈现一派虚热征象。在针刺治疗时，阴血虚亏者宜予针刺平补平泻或弱刺激的针刺手法，也有用艾条灸者；阴虚内热者，针刺敏感，气至迅速强烈，当予浅刺、疾刺、少留针，或根据脏腑辨证泻南补北，补泻兼施，一般少用灸法。

（3）瘀血质：瘀血质肤色晦滞、口唇紫黯、肌肤甲错，舌黯夹瘀或瘀点，脉象多涩，临床常有固定性剧痛和痞闷作胀症状。在针刺治疗时，宜予捻转、提插手法，反复进行，加强刺激以疏经通络、活血化瘀；或加用刺络、拔罐等法，或用留气、纳气法。如实证夹瘀疼痛者，可用龙虎交战法；虚证阳气不行而瘀滞痞胀者，则以子午捣臼法为主；瘀血久而兼寒者，可用艾灸、熏熨诸法，温通血络。

3. 根据患者心理素质进行针灸治疗

《灵枢经·本神》云："凡刺之法，必先本于神。"《黄帝内经素问·调经论》云："神有余则笑不休，神不足则悲……神有余，则泻其小络之血，出血勿之深斥，无中其大经，神气乃平。神不足者，视其虚络，按而致之，刺而利之，无出其血，无泄其气，以通其经，神气乃平。"这都说明在针灸治疗时，应根据患者不同的神情表现，采用相应的针灸操作和技法补泻，以治神调气、平秘阴阳。

二、推拿治疗原则

（一）掌握经络理论

推拿治疗同中医临床各科所依据的脏腑气血、阴阳五行、四诊八纲的理论是一致的，其中，与经络学说更为密切。推拿就是循经络，点穴道，弹筋拨络，祛除病邪，扶持肌体的防御和适应机能，使经络气血调和而增强体质，起到防病治病作用。病象虽变化多端，总不离脏腑阴阳之失常。某一经络发病也不能超出八纲范围。根据辨证施治的原则，疏通经络，宣导气血，调整虚实，是推拿治疗的关键。

（二）局部与整体

身体某一部位的病症，往往是整体性疾病的表现，如头痛除了是颅内或颅外疾病的表现外，往往是某些全身性疾病（如不寐、发热等）的兼症，在处理部位病症时，必须认清局部与整体的关系，要有整体观念。

推拿作用于局部，可影响内脏器官。如由于经络脏腑之间相互联系，推拿胃经穴位能对脾脏起一定作用，同时对全身也有广泛影响。推拿治疗要善于掌握局部与整体的关系，从经络学说的整体观出发，选配穴位进行治疗，才能避免头痛医头，脚痛医脚的片面性，才不致发生像《素问·方盛衰论》所说的"知左不知右，知右不知左，知上不知下，知先不知后，故治不久"的偏向。

（三）补虚与泻实

虚则补之，实则泻之，是推拿治疗的关键之一。补泻正确与否，直接影响治疗疗效。由于致病原因不同，患者体质强弱有差异，疾病的属性有虚实寒热之别。只有辨别病证的虚实，根据补虚泻实的原则进行推拿，才能取得较好的效果。补与泻是根据推拿手法对人体刺激的强弱，施术时间的长短、次数的多少和方向的顺逆而确定。在推拿临床中，为体现补虚泻实的治疗原则，手法操作中应先轻后重，先慢后快，由上而下，自外而内，自前而后。根据病情轻重、体质强弱、病症虚实等情况，手法上可轻可重，可快可慢，应灵活掌握，以先补虚，后泻实为原则。

（四）标本论治

《素问·阴阳应象大论》云："治病必求于本"。推拿施治必须辨别标本主次，抓住主要矛盾。如因感受寒邪而发头痛，受寒是本，发热头痛是标，推拿应以散寒为主，寒散则热退。又如腹泻患者，脾虚是本，腹泻是标，可以通过摩脾胃法以补脾止泻，而在腹泻严重时，应先涩肠止泻，然后再补脾。如果标本都急，就用标本同治的方法。疾病的标本关系，先病为本，后病为标；脏腑为本，经络为标；四肢为本，头身为标。一般来讲，急病前治，缓病后治，外感先治，杂病后治。但又需要注意邪正消长情况，如正气极虚时，则无论何病，均应以扶正为先。

（五）扶正与祛邪

一切疾病的过程，都是正邪斗争的过程，"正"和"邪"是疾病过程中矛盾着的两个对立面，它们互相联系又互相斗争，决定了疾病的发生、发展和变化。疾病的发生、发展过程及其表现形式，是由正邪双方斗争力量的消长决定的，正气盛则邪气不能侵入，人体可保持健康。"正气存内，邪不可干"，反之，正气虚则邪气易侵犯人体，发生疾病，所谓"邪之所凑，其气必虚"。在发病之后，正邪继续斗争，正胜则邪退，疾病逐渐消退而痊愈，如果邪胜，则疾病继续发展加重，病情趋向恶化。推拿治疗的目的，在于改变正邪双方力量的对比，使疾病向痊愈方向转化。

通过推拿可以扶助正气，增强体质，提高机体的抵抗力和自然修复力；同时祛除邪气，战胜致病因素，使身体恢复健康。运用手法操作可祛除邪气，消除致病因素，控制疾病的发展，使疾病逐渐痊愈。扶正与祛邪二者是紧密联系的，扶正是为了祛邪，祛邪也是为了扶正。在临床实践中，可根据正邪盛衰、正邪矛盾的实际情况，分别主次先后，采取先扶正后祛邪或先祛邪后扶正的治则，灵活运用推拿手法。

扫码领取
- 中医理论
- 养生方法
- 健康自测
- 书单推荐

第二章

经络

第一节　经络系统基础

一、经络系统的组成

经络系统是由经脉和络脉组成的，在内连属于脏腑，在外连属于筋肉、皮肤。经脉分为正经和奇经两类。正经有十二，即手三阴经、手三阳经、足三阴经、足三阳经。十二正经是运行气血的主要通路。十二经脉有固定的起止部位和穴位，有一定的循行路线和交接顺序，在肢体的分布和走向有一定规律，同脏腑有直接的络属关系。由于十二经脉是经络系统的主体，故又称之为"十二正经"。奇经是相对正经而言，因其有八条经脉，即任脉、督脉、冲脉、带脉、阴维脉、阳维脉、阴跷脉、阳跷脉，故而称之为奇经八脉。奇经八脉具有统率、联络和调节十二经脉气血的作用。另外，经脉中尚有十二经别、十二经筋和十二皮部。络脉又分为十五别络、孙络、浮络。十五别络是指从十二正经及奇经八脉中的任、督二脉各分出一支别络，再加上脾经的一条大络，称之为十五别络或十五络脉。它具有加强表里两经在体表的联系和渗灌气血的作用。浮络指浮现于体表的浅表部位的络脉。孙络是络脉中最为细小的分支（图2-1）。

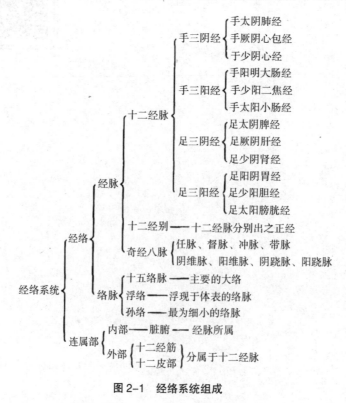

图2-1　经络系统组成

二、经络的功能

1. 沟通表里，贯穿上下，联络全身

人体的五脏六腑、四肢百骸、五官九窍、皮肉筋骨等组织器官是在经络系统的沟通联系下，成为一个有机的整体，使机体各部分之间保持着相互协调、相互制约的平衡关系。

2. 通行气血、濡养脏腑组织

经络是运行气血的通路，气血通过经络的运行，通达全身，营养脏腑组织器官，抗御外邪、保卫机体，这些都有赖于经络的传输。

3. 阐释病理变化

经络在生理上运行气血，在病理上传递病邪，内脏有病可以通过经络的传导反映于体表。

三、经络的临床应用

1. 用于诊断疾病

经络有一定的循行部位和络属脏腑，根据病变的部位，结合经络循行及所连脏腑，即可做出诊断。

2. 指导疾病的治疗

经络主要是指导针灸、按摩、火罐的循经取穴和中药的归经选择。

3. 用于疾病的预防

调理经络可以预防疾病，如：常灸足三里、气海、关元等穴可以强身健体，提高机体免疫能力。

第二节　十二经脉

十二经脉，即手三阴经、足三阴经、手三阳经、足三阳经共十二条经脉。十二经脉是经络学说的主体，在经络系统中起着重要的作用。

一、十二经脉的命名、分布和走行交接规律

1. 十二经脉的命名

十二经脉的命名是结合阴阳、脏腑、手足三个方面而定的，它们分别隶属于十二脏腑。十二经脉是用其所属脏腑的名称，结合循行于肢体（包括手足）的内外、前中后的不同部位，根据阴阳学说的内容赋予了不同的名称。因为五脏属阴，所以凡是和五脏相连的经脉叫作阴经，阴经循行在四肢的内侧。六腑属阳，凡是和六腑相连的经脉叫作阳经，阳经循行在四肢的外侧。根据阴阳衍化理论，阴阳又可分为三阴三阳，即：太阴、厥阴、少阴和太阳、少阳、阳明。五脏之中的心、肺、心包都位于胸膈以上，属三阴经。它们的经脉分布在上肢内侧，属阴，为手三阴经。大肠、小肠、三焦属三阳经，它们的经脉分布在上肢外侧，属阳，为手三阳经。脾肝肾位于胸膈以下，属三阴经，它们的经脉分布在下肢内侧，属阴，为足三阴经。胃、胆、膀胱的经脉分布在下肢外侧，属阳，为足三阳经。按照各经所属脏腑，结合循行于四肢的部位，就决定了十二经脉的名称（表2-1）。

表2-1　十二经脉名称分类及分布表

肢体	阴经（属脏）	阳经（属腑）	循行部位（阴经行内侧，阳经行外侧）
手	太阴肺经	阳明大肠经	上肢前线
	厥阴心包经	少阳三焦经	上肢中线
	少阴心经	太阳小肠经	上肢后线
足	太阴脾经	阳明胃经	下肢前线
	厥阴肝经	少阳胆经	下肢中线
	少阴肾经	太阳膀胱经	下肢后线

2. 十二经脉在体表的分布规律

十二经脉在体表的分布走行有着一定的规律：阳经分布于四肢的外侧面、头面和躯干，上肢的外侧

为手三阳经；下肢外侧为足三阳经。阴经分布于四肢的内侧面和胸腹。上肢的内侧为手三阴经；下肢的内侧为足三阴经。手足三阳经在肢体的分布规律是：阳明经在前，少阳经在中，太阳经在后。手足三阴经在肢体的分布规律是：太阴经在前，厥阴经在中，少阴经在后。但是足三阴经在下肢内踝上八寸以下是足厥阴经在前，足太阴经在中，足少阴经在后，行至内踝上八寸以上时则是足太阴在前，足厥阴经在中，足少阴经在后。在头面部，阳明经循行于面部、额部；太阳经循行于面颊、头项及头后部；少阳经循行于侧头部。在躯干部，手三阳经循行于肩胛部；足阳明经循行于胸腹部；足太阳经循行于腰背部；足少阳经循行于人体侧面。手三阴经循行于胸部且均从腋下走出，足三阴经均循行于腹部。

3. 十二经脉的走向和交接规律

手三阴经起于胸中，从胸走向手指末端，交手三阳经；手三阳经从手指末端走向头面部，交足三阳经；足三阳经从头面部向下走行，经过躯干、下肢，走向足趾末端，交足三阴经；足三阴经从足趾沿小腿、大腿，走向腹部、胸部，交手三阴经。手足三阴三阳经脉如此交接循行，阴阳相贯、构成一个循环往复的传注系统。

二、十二经脉的表里属络关系

十二经脉通过经别和别络互相沟通，组合成六对表里相合的关系。手太阴肺经和手阳明大肠经互为表里；手厥阴心包经和手少阳三焦经互为表里；手少阴心经和手太阳小肠经互为表里；足太阴脾经和足阳明胃经互为表里；足厥阴肝经和足少阳胆经互为表里；足少阴肾经和足太阳膀胱经互为表里。互为表里的阴经与阳经在体内与脏腑有属络关系，阴经属脏络腑，阳经属腑络脏。即手太阴肺经属于肺联络大肠；手阳明大肠经属于大肠联络肺；手厥阴心包经属于心包联络三焦；手少阳三焦经属于三焦联络心包；手少阴心经属于心联络小肠；手太阳小肠经属于小肠联络心；足太阴脾经属于脾联络胃；足阳明胃经属于胃联络脾；足厥阴肝经属于肝联络胆；足少阳胆经属于胆联络肝；足少阴肾经属于肾联络膀胱；足太阳膀胱经属于膀胱联络肾。互为表里的经脉，在生理上相互联系，在病理上相互影响。

三、十二经脉的流注次序

十二经脉中的气血运行是循环流注的。从手太阴肺经开始，依次流注，最后传至足厥阴肝经，再重新传至手太阴肺经，阴阳相通，首尾相贯，循环往复。其流注次序（图2-2）。

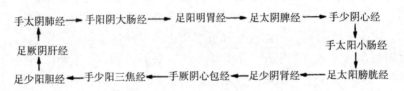

图2-2 十二经脉流注次序

四、十二经脉循行及主治病证

1. 手太阴肺经

（1）循行：起于中焦，向下联络大肠，再上行穿过膈肌，入属于肺脏；从肺系（指肺与喉咙相联系的脉络）横出腋下，沿上臂内侧行于手少阴和手厥阴之前，下行到肘窝中，沿着前臂掌面桡侧入寸口（桡动脉搏动处），过鱼际，沿鱼际的边缘，出拇指的桡侧端。其支脉：从列缺穴处分出，走向示指桡侧端，与手阳明大肠经相交接（图2-3）。

（2）主治：胸、肺、喉部疾患及经脉循行部位的病变。

2. 手阳明大肠经

（1）循行：起于示指桡侧端（商阳），沿示指桡侧，通过第1、2掌骨之间，向上进入拇长伸肌腱与拇短伸肌腱之间的凹陷中，沿前臂背面桡侧缘，至肘部外侧，再沿上臂外侧上行至肩端（肩髃），沿肩峰前缘，向上会于督脉大椎穴，后进入缺盆，联络肺脏，通过横膈，属于大肠。其支脉：从锁骨上窝上行于颈部（扶突），经过面颊，进入下牙龈，出来回绕口唇，左右交叉于水沟，左脉向右，右脉向左，分布在鼻旁（迎香），与足阳明胃经相交接（图2-4）。

（2）主治：头面、五官疾患和经脉循行部位的病变。

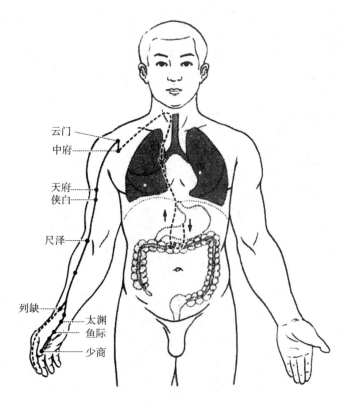

图 2-3 手太阴肺经

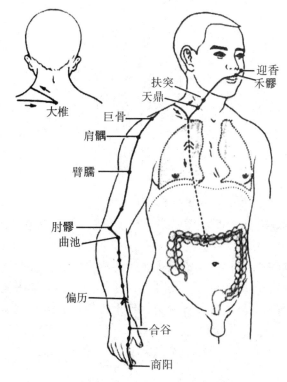

图 2-4 手阳明大肠经

3. 足阳明胃经

（1）循行：起于鼻翼两侧（迎香），上行到鼻根部，与足太阳膀胱经相交会，向下沿着鼻柱的外侧

（承泣），入上齿龈，回出环绕口唇，向下交会与颏唇沟内（承浆），再向后沿下颌骨后缘到大迎穴处，沿着下颌角颊车，上行耳前，经过上关，沿发际至额前。其支脉：从大迎前下走人迎，沿着喉咙向下后行至大椎穴，折向前行入缺盆，向下通过横膈，属胃，络于脾脏。其直行之脉；从缺盆出体表，沿乳中线下行，挟脐两旁（旁开2寸），入小腹两侧腹股沟处。其支脉：从胃下口幽门处分出，沿腹里向下到气冲处与前脉会合，再由此向下至髀关，直抵伏兔部，下至膝膑，沿着胫骨前嵴外侧，下经足背，进入足第2趾外侧端（厉兑）。其支脉：从膝下3寸（足三里）处分出，下行足中趾外侧。其支脉：从足背上（冲阳）分出，进入足大趾内侧端（隐白），与足太阴脾经相交接（图2-5）。

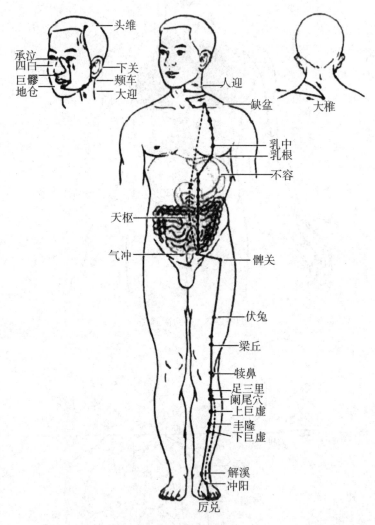

图 2-5　足阳明胃经

（2）主治：胃肠病、神志病和头、面、眼、鼻、口、齿疾患，以及经脉循行部位的病变。

4. 足太阴脾经

（1）循行：起于足大趾末端（隐白），沿着大趾内侧赤白肉际，过大趾本节后半圆骨，上行至内踝前缘，再上腿肚，沿小腿内侧正中线上行，于内踝上八寸处，交出足厥阴经之前，经膝、股部内侧前缘进入腹中，属脾，络胃，过横膈上行，挟食管两旁，连系舌根，分散舌下。其支脉：从胃别出，向上通过膈肌，注入心中，与手少阴心经相交接（图2-6）。

（2）主治：主治胃脘痛、腹胀、呕吐嗳气、便溏、黄疸。身体沉重无力、舌根强痛、膝股部内侧肿胀、厥冷等病证。

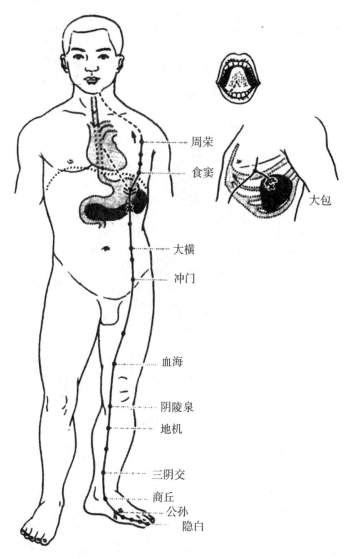

图 2-6　足太阴脾经

5.　手少阴心经

（1）循行：起于心中，出属于"心系"（心与其他脏器相连系的部位），向下穿过横膈，下络小肠。其支脉：从"心系"分出向上，挟着食管上行，系于目系（指眼球与脑相联系的脉络）。其直行之脉：从心系出来，退回上行于肺部，横出于腋窝（极泉），沿上臂内侧后缘、肱二头肌内侧沟，至肘窝内侧，沿前臂内侧后缘、尺侧腕屈肌腱之侧，到掌后豌豆骨部，入掌，经小指桡侧至末端（少冲），与手太阳小肠经相交接（图 2-7）。

（2）主治：心、胸、神志病证及本经循行部位的病变。

6.　手太阳小肠经

（1）循行：起于手小指外侧端（少泽），沿手背尺侧至腕部，出于尺骨茎突，直上前臂外侧尺骨后缘，经尺骨鹰嘴与肱骨内上髁之间，循上臂外侧后缘出肩关节，绕行肩胛部，交肩上（大椎），入缺盆络于心脏，沿食管过横膈，过胃属小肠。其支脉：从缺盆出来，沿颈部上行至面颊，至目外眦，转入耳中（听宫）。其支脉：从面颊部分出，上行目眶下，至目内眦（睛明），与足太阳膀胱经相交接（图 2-8）。

（2）主治：头项、五官病证、热病、神志疾患及本经部位的病变。

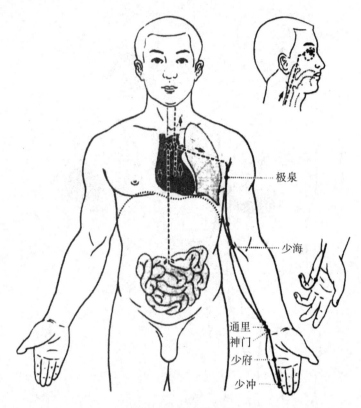

图 2-7　手少阴心经

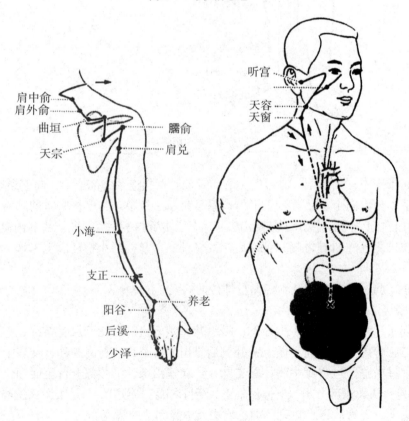

图 2-8　手太阳小肠经

7. 手厥阴心包经

（1）循行：起于胸中，出属心包络，向下通过膈肌，从胸至腹，依次络于上、中、下三焦。其支脉：

从胸中分出，沿胸出于胁部，至腋下3寸处（天池），上行抵腋窝中，沿上臂内侧中线，行于手太阴和手少阴之间，进入肘中，向下行于前臂掌长肌腱与桡侧腕屈肌腱之间，进入掌中，沿着中指桡侧，出中指桡侧端（中冲）。其支脉：从掌中（劳宫）分出，沿着环指，尺侧到指端，与手少阳三焦经相交接（图2-9）。

（2）主治：心、胸、胃、神志病证。如心痛、心悸、胃痛、呕吐、胸痛、癫狂、昏迷及经脉循行部位的病变。

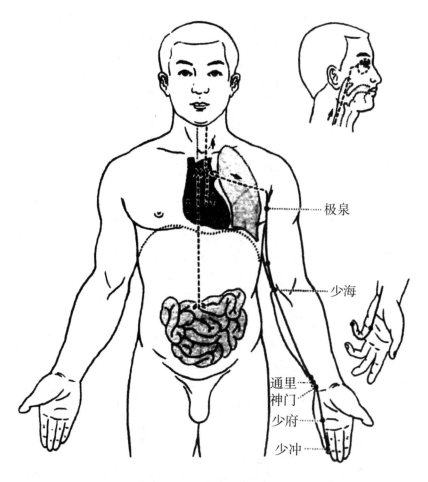

图2-9 手厥阴心包经

8. 足太阳膀胱经

（1）循行：起于目内眦，上额左右交会于巅顶（百会）。其支脉：从头顶部分小，到颞颥部。其直行之脉：从头顶入里联络于脑，回行分别下行到项后，沿肩胛部内侧，挟脊柱。到达腰部，从脊旁肌肉进入体腔联络肾脏，属于膀胱。其支脉：从腰部分出，向下通过臀部，进入腘窝内。其支脉：从项部分出下行，通过肩胛骨内缘直下，经过臀部下行，沿大腿后外侧与腰部下来的支脉会合于腘窝中。然后下行穿过腓肠肌，出于外踝后，沿足背外侧缘至小趾外侧端（至阴），与足少阴经肾经相交接（图2-10）。

（2）主治：头、项、目、背、腰、下肢部病证及神志病，背部第一侧线的背俞穴及第二侧线相平的腧穴，主治与其相关的脏腑病证和有关的组织器官病证。

9. 足少阴肾经

（1）循行：起于足小趾下，斜走足心（涌泉），出于舟骨粗隆下，沿内踝后，进入足跟，再向上行于腿肚内侧后缘，至腘内侧，上经大腿内侧后缘，穿过脊柱，属于肾脏，联络膀胱。其直行之脉：从肾向上通过肝和横膈，进入肺中，沿着喉咙，挟于舌根两侧。其支脉：从肺中出来，联络心脏，流注胸中，与手厥阴心包经相交接（图2-11）。

（2）主治：妇科、前阴、肾、肺、咽喉病证。如月经不调、阴挺、遗精、小便不利、水肿、便秘、泄泻，以及经脉循行部位的病变。

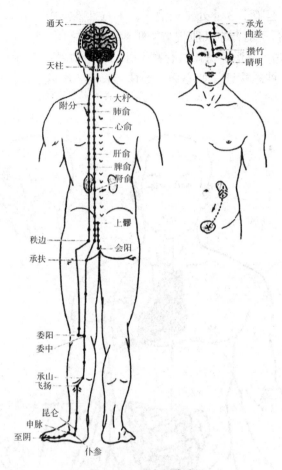

图 2-10　足太阳膀胱经

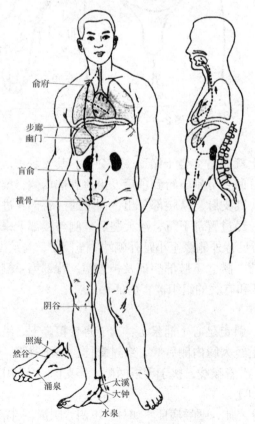

图 2-11　足少阴肾经

10. 手少阳三焦经

（1）循行：起于环指（无名指）尺侧端（关冲），向上出于手背第4、第5掌骨之间，沿着腕背，出于前臂伸侧尺、桡骨之间，向上通过肘尖，上臂外侧三角肌后缘，上达肩部，交出于足少阳经的后面，向前进入缺盆，分布于胸中，联络心包，向下通过横膈，从胸至腹，属于上、中、下三焦。其支脉：从胸中分出，上行出缺盆，至肩部，左右交会于大椎，上行到项，沿耳后直上。出于耳上到额角，再屈而下行至面颊，到达目眶下。其支脉：从耳后入耳中，出走耳前，与前脉交叉于面颊部，到达瞳子髎，与足少阳胆经相交接（图2-12）。

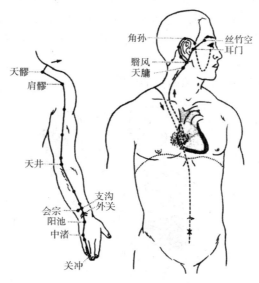

图 2-12　手少阳三焦经

（2）主治：侧头、耳、目、咽喉、胸胁部病证和热病。如偏头痛、胁肋痛、耳鸣、耳聋、目痛、咽喉痛及经脉循行部位的病变。

11. 足少阳胆经

（1）循行：起于瞳子髎（目外眦），向上到额角返回下行至耳后，沿颈部向后交会大椎穴再向前入缺盆部入胸过膈，联络肝脏，属胆，沿胁肋部，出于腹股沟，经外阴毛际，横行入髋关节（环跳）。

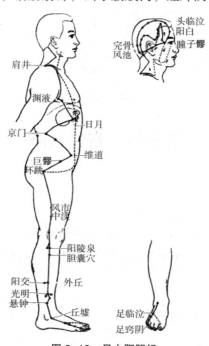

图 2-13　足少阳胆经

其支脉：从耳后入耳中，出走耳前，到瞳子髎处后向下经颊部会合前脉于缺盆部。下行腋部侧胸部，经季肋和前脉会于髋关节后，再向下沿大腿外侧，行于足阳明和足太阴经之间，经腓骨前直下到外踝前，进入足第4趾外侧端（足窍阴）；其支脉：从足临泣处分出，沿第1、2跖骨之间，至大趾端（大敦），与足厥阴肝经相交接（图2-13）。

（2）主治：侧头、目、耳、咽喉病、神志病、热病及经脉循行部位的其他病证。

12. 足厥阴肝经

（1）循行：足厥阴肝经起于足大趾上丛毛部（大敦），经内踝前向上至内踝上八寸外处交出于足太阴经之后，上行沿股内侧，进入阴毛中，绕阴器，上达小腹，挟胃旁，属肝络胆，过膈，分布于胁肋，沿喉咙后面，向上入鼻咽部，连接于"目系"（眼球连系于脑的部位），上出于前额，与督脉会合于巅顶。其支脉，从目系分出，下行颊里、环绕唇内。其支脉：从肝分出，穿过膈，向上流注于肺，与手太阴肺经相交接（图2-14）。

（2）主治：肝病、妇科、前阴病及经脉循行部位的其他病证。

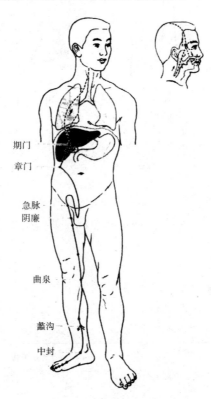

期门
章门

急脉
阴廉

曲泉

蠡沟
中封

图2-14　足厥阴肝经

第三节　奇经八脉

一、督脉

1. 循行

督脉起于胞中（小腹内），下出于会阴部，向后行于脊柱的内部，上达项后（风府），进入颅内，络脑，上行巅顶，沿前额下行至鼻柱，止于上唇系带处（龈交）（图2-15）。

2. 主治

脊柱强痛，角弓反张等病证。

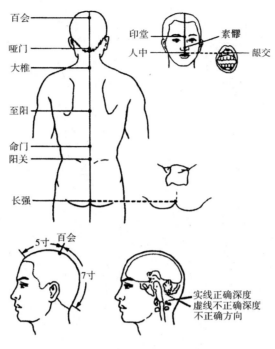

图 2-15 督脉

二、任脉

1. 循行

任脉起于胞中，下出会阴部，上行前行至阴毛部，沿腹部和胸部正中线直上，向上经过关元经咽喉部，至下颌，环绕口唇，沿面颊，分行至目眶下（图 2-16）。

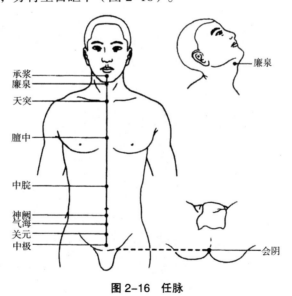

图 2-16 任脉

2. 主治

疝气，带下，腹中结块等病证。

三、冲脉

1. 循行

冲脉起于胞中，下出于会阴部，从气街部起与足少阴经相并，夹脐上行，散入胸中，上达咽喉，环绕口唇（图 2-17）。

2. 主治

腹部气逆而拘急等病证。

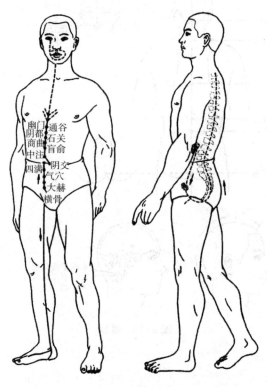

图 2-17 冲脉

四、带脉

1. 循行

带脉起于季胁，斜向下行至带脉穴，五枢穴，维道穴，横行腰腹，绕身一周（图 2-18）。

2. 主治

腹满，腰部觉冷如坐水中等病证。

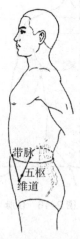

图 2-18 带脉

五、阴维脉

1. 循行

阴维脉起于小腿内侧，足三阴经交会之处，沿大腿内侧上行，至腹部，与足太阴脾经同行，到胁部，与足厥阴经相结合，然后上行至咽喉，合于任脉（图 2-19）。

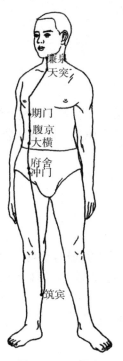

图 2-19 阴维脉

2. 主治

心痛，忧郁等病证。

六、阳维脉

1. 循行

阳维脉起于足跟外侧，向上经过外踝，沿足少阳胆经并行，沿下肢外侧上行至髋部，经胁肋后侧，从腋后上肩，至前额，再到项后，合于督脉（图 2-20）。

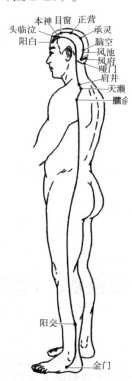

图 2-20 阳维脉

2. 主治

恶寒发热，腰疼等症。

七、阴跷脉

1. 循行

阴跷脉起于内踝下（照海），经过内踝后，沿下肢内侧上行，经阴部，沿腹、胸进入缺盆，再上行，出人迎穴之前，经鼻旁，到目内眦，与手足太阳经、阳跷脉会合（图2-21）。

2. 主治

多眠、癃闭，足内翻等病证。

八、阳跷脉

1. 循行

阳跷脉起于外踝下（申脉），经外踝后上行腓骨后缘，经股部外侧，再沿髋、胁、肩、颈的外侧，上夹口角，到达目内眦，与手足太阳经、阴跷脉会合，再上行经额，与足少阳胆经会于风池（图2-22）。

2. 主治

目痛（从内眦始），不眠，足外翻等病证。

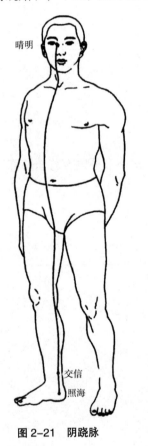

图 2-21　阴跷脉

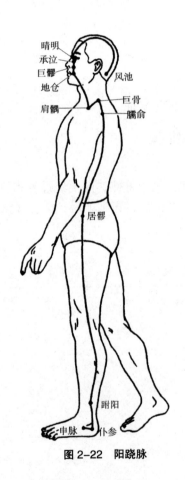

图 2-22　阳跷脉

第四节　十二经别、十二经筋、十二皮部

一、十二经别

十二经别是十二正经离、入、出、合的别行部分，是正经别行深入体腔的支脉。

十二经别的分布规律：十二经别多从四肢肘膝关节以上的正经别出（离），经过躯干深入体腔与相关的脏腑联系（入），再浅出体表上行头项部（出），在头项部阳经合于本经经脉，阴经的经别合于其表里的阳经经脉（合），由此将十二经别汇合成六组，称为"六合"。

十二经别的作用：加强了十二经脉的内外联系及在体内的脏腑之间表里关系，补充了十二经脉在体内外循行的不足。由于十二经别通过表里相合的"六合"作用，使得十二经脉中的阴经与头部发生了联系，从而扩大了手足三阴经穴位的主治范围。此外，又由于其加强了十二经脉对头面的联系，故而也突出了头面部经脉和穴位的重要性及其主治作用。

二、十二经筋

十二经筋是十二经脉之气濡养筋肉骨节的体系，是十二经脉的外周连属部分。十二经筋的分布规律：十二经筋均起于四肢末端，上行于头面胸腹部。每遇骨节部位则结于或聚于此，遇胸腹壁或入胸腹腔则散于或布于该部而成片，但与脏腑无属络关系。

十二经筋的作用：约束骨骼，完成运动关节和保护关节的功能。

三、十二皮部

十二皮部是十二经脉功能活动反映于体表的部位，也是络脉之气散布之所在。

十二皮部的分布规律：以十二经脉体表的分布范围为依据，将皮肤病划分为十二个区域。

十二皮部的作用：由于十二皮部居于人体最外层，又与经络气血相通，故是机体的外屏障，起着保卫机体、抵御外邪和反映病证的作用。

扫码领取
● 中 医 理 论
● 养 生 方 法
● 健 康 自 测
● 书 单 推 荐

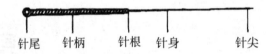

第三章

针灸治疗方法

第一节 毫针疗法

一、毫针的构造、规格、检查

（一）毫针的构造

毫针分为针尖、针身、针根、针柄、针尾五个部分（图 3-1）。

针尾 针柄   针根   针身   针尖

图 3-1 毫针的构造

针尖亦称针芒，是针身的尖端锋锐部分；针身亦称针体，是针尖至针柄间的主体部分；针根是针身与针柄连接的部分；针柄是针根至针尾的部分；针尾亦称针顶，是针柄的末端部分。

（二）毫针的规格

毫针的规格，是以针身的直径和长度区分的。

毫针的长度规格见表 3-1。

表 3-1 毫针的长度规格表

规格（寸）	0.3	1	1.5	2	2.5	3	4	4.5	5	6
针身长度（mm）	15	25	40	50	65	75	100	115	125	150
针 长柄（mm）	25	35	40	40	40	40	55	55	55	56
柄 中柄（mm）	–	30	35	35	—	—	—	—	—	—
长 短柄（mm）	20	25	25	30	30	30	40	40	40	40

毫针的粗细规格见表 3-2。

表 3-2 毫针的粗细规格表

号数	26	27	28	29	30	31	32	33	34	35
直径（mm）	0.45	0.42	0.38	0.34	0.32	0.30	0.28	0.26	0.24	0.22

一般临床以粗细为 28 ~ 32 号（0.38 ~ 0.28 mm），长短为 1 ~ 3 寸（25 ~ 75 mm）的毫针最为常用。

（三）毫针的检查

1. 检查针尖

其主要检查针尖有无卷毛或钩曲现象。

2. 检查针身

其主要检查针身有无弯曲或斑剥现象。

二、针刺法的练习

针刺法的练习，主要包括指力练习、手法练习和实体练习。

（一）指力练习

用松软的纸张，折叠成长约 8 cm、宽约 5 cm、厚 2 ~ 3 cm 的纸块，用线如 "井" 字形扎紧，做成纸垫。练针时，左手平执纸垫，右手拇、示、中三指持针柄，如持笔状地持 1 ~ 1.5 寸毫针，使针尖垂直地抵在纸块上，然后右手拇指与示、中指交替捻动针柄，并渐加一定的压力，待针穿透纸垫后另换一处，反复练习。纸垫练习主要是锻炼指力和捻转的基本手法（图 3-2）。

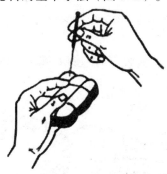

图 3-2　纸垫练习法

（二）手法练习

手法的练习主要在棉团上进行。

取棉团，用棉线缠绕，外紧内松，做成直径为 6 ~ 7 cm 的圆球，外包白布一层缝制即可练针。可练习提插、捻转、进针、出针等各种毫针操作手法。做提插练针时，以执笔式持针，将针刺入棉球，在原处做上提下插的动作，要求深浅适宜，幅度均匀，针身垂直。在此基础上，可将提插与捻转动做配合练习，要求提插幅度上下一致，捻转角度来回一致，操作频率快慢一致，达到动作协调、得心应手、运用自如、手法熟练的程度（图 3-3）。

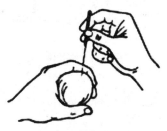

图 3-3　棉团练习法

（三）实体练习

通过纸垫、棉团练针掌握了一定的指力和手法后，可以在自己身上进行试针练习，亲身体会指力的强弱、针刺的感觉、行针的手法等。自身练针时，要求能逐渐做到进针无痛或微痛，针身挺直不弯，刺入顺利，提插、捻转自如，指力均匀，手法熟练。同时仔细体会指力与进针、手法与得气的关系以及持针手指的感觉和受刺部位的感觉。

三、针刺前的准备

（一）针具选择

选择针具时，应根据患者的性别、年龄、形体的肥瘦、体质的强弱、病情的虚实、病变部位的表里深浅和腧穴所在的部位，选择长短、粗细适宜的针具。《灵枢·官针》曰："九针之宜，各有所为，长短大小，各有所施也"。

（二）体位选择

针刺时，患者体位的选择原则是要有利于腧穴的正确定位，便于针灸的施术操作和较长时间的留针而不致疲劳。临床常用体位主要有以下几种。

1. 仰卧位

仰卧位指患者身体平卧于床，头面、胸腹朝上的体位。适宜于取头、面、胸、腹部腧穴和上、下肢部腧穴（图3-4）。

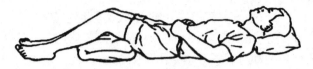

图3-4　仰卧位

2. 侧卧位

侧卧位指患者身体一侧着床，头面、胸腹朝向一侧的体位。适宜于取身体侧面少阳经腧穴和上、下肢部分腧穴（图3-5）。

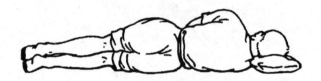

图3-5　侧卧位

3. 俯卧位

俯卧位指患者身体俯伏于床，头面、胸腹朝下的体位。适宜于取头、项、脊背、腰骶部腧穴和下肢背侧及上肢部分腧穴（图3-6）。

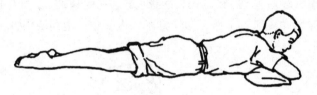

图3-6　俯卧位

4. 仰靠坐位

仰靠坐位指患者身体正坐，背靠于椅，头后仰，面朝上的体位。适宜于取前头、颜面和颈前等部位的腧穴（图3-7）。

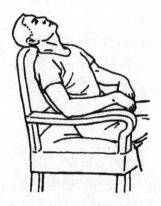

图3-7　仰靠坐位

5. 俯伏坐位

俯伏坐位指患者身体正坐，两臂屈伏于案上，头前倾或伏于臂上，面部朝下的体位。适宜于取后头和项、背部的腧穴（图3-8）。

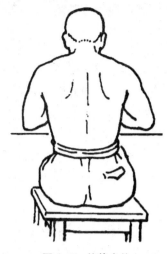

图 3-8　俯伏坐位

6. 侧伏坐位

侧伏坐位指患者身体正坐，两臂侧屈伏于案上，头侧伏于臂，面部朝向一侧的体位。适宜于取头部的一侧、面颊及耳前后部位的腧穴（图 3-9）。

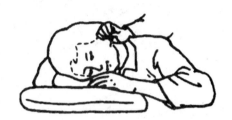

图 3-9　侧伏坐位

在临床上除上述常用体位外，对某些腧穴则应根据腧穴的具体不同要求采取不同的体位。同时也应注意根据处方所取腧穴的位置，尽可能用同一种体位针刺取穴。如因治疗要求和某些腧穴定位的特点而必须采用两种不同体位时，应根据患者的体质、病情等具体情况灵活掌握。对初诊、精神紧张或年老、体弱、病重的患者，有条件时应尽量采取卧位，以防患者感到疲劳或晕针等。

（三）消毒

针刺治病要有严格的无菌观念，切实做好消毒工作。针刺前的消毒范围包括：针具器械、医者的双手、患者的施术部位、治疗室用具等。

1. 针具器械消毒

目前国内外在有条件的地区提倡使用一次性针具，对于普通针具、器械的消毒以高压蒸汽灭菌法较常用。

（1）高压蒸汽灭菌法：将毫针等针具用布包好，放在密闭的高压蒸汽锅内灭菌。一般在 1 ~ 1.4 kg/cm² 的压力，115 ~ 123℃ 的高温下，保持 30 分钟以上，可达到消毒灭菌的要求。

（2）药液浸泡消毒法：将针具放入 75% 乙醇内浸泡 30 ~ 60 分钟，取出用消毒巾或消毒棉球擦干后使用。也可置于器械消毒液内浸泡，如 "84" 消毒液，可按规定浓度和时间进行浸泡消毒。直接和毫针接触的针盘、针管、针盒、镊子等，可用 2% 戊二醛溶液浸泡 15 ~ 20 分钟后，达到消毒目的时才能使用。经过消毒的毫针，必须放在消毒过的针盘内，并用消毒巾或消毒纱布遮盖好。

（3）环氧乙烷气体消毒法：根据国际 ISO 标准，提倡使用环氧乙烷气体消毒。一般多采用小型环氧乙烷灭菌器。灭菌条件为：温度 55 ~ 60℃，相对湿度 60% ~ 80%，浓度 800 mg/L，时间 6 小时。

已消毒的毫针，应用时只能一针一穴，不能重复使用。

2. 医者手指消毒

针刺前，医者应先用肥皂水将手洗刷干净，待干，再用 75% 乙醇棉球擦拭后，方可持针操作。持针施术时，医者应尽量避免手指直接接触针身，如某些刺法需要触及针身时，必须用消毒干棉球做隔物，以确保针身无菌。

3. 针刺部位消毒

在患者需要针刺的穴位皮肤上用75%乙醇棉球擦拭消毒，或先用2%碘酊涂擦，稍干后，再用75%乙醇棉球擦拭脱碘。擦拭时应从腧穴部位的中心点向外绕圈消毒。当穴位皮肤消毒后，切忌接触污物，保持洁净，防止重新污染。

4. 治疗室内的消毒

针灸治疗室内的消毒，包括治疗台上的床垫、枕巾、毛毯、垫席等物品，要按时换洗晾晒，如采用一人一用的消毒垫布、垫纸、枕巾则更好。治疗室也应定期消毒净化，保持空气流通，环境卫生洁净。

四、进针法

针刺操作时，一般应双手协同操作，紧密配合。《难经·七十八难》说："知为针者信其左，不知为针信其右"。《标幽赋》更进一步阐述其义："左手重而多按，欲令气散；右手轻而徐入，不痛之因"。临床上一般用右手持针操作，主要是拇、示、中指夹持针柄，其状如持笔（图3-10），故右手称为"刺手"。左手爪切按压所刺部位或辅助针身，故称左手为"押手"。

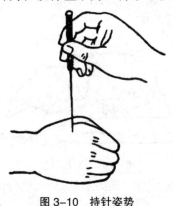

图 3-10　持针姿势

刺手的作用：刺手的作用主要是掌握针具，施行手法操作；进针时，运指力于针尖，而使针刺入皮肤，行针时便于左右捻转、上下提插和弹震刮搓以及出针时的手法操作等。

押手的作用：押手的作用主要是固定腧穴的位置，夹持针身协助刺手进针，使针身有所依附，保持针垂直，力达针尖，以利于进针、减少疼痛和协助调节、控制针感。

临床常用进针方法有以下几种：

（一）单手进针法

单手进针法多用于较短的毫针。右手拇、示指持针，中指端紧靠穴位，指腹抵住针体中部，当拇、示指向下用力时，中指也随之屈曲，将针刺入，直至所需的深度（图3-11）。

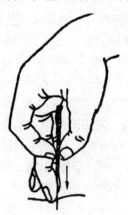

图 3-11　基本单手进针法

此法三指并用，尤适宜于双穴同时进针。此外，还有用拇、示指夹持针体，中指尖抵触穴位，拇、示指所夹持的针沿中指尖端迅速刺入，不施捻转。针入穴位后，中指即离开应针之穴，此时拇、示、中指可随意配合，施行补泻。

（二）双手进针法

1. 指切进针法

指切进针法又称爪切进针法，用左手拇指或示指端切按在腧穴位置的旁边，右手持针，紧靠左手指甲面将针刺入腧穴（图3-12）。此法适用于短针的进针。

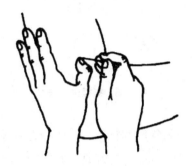

图3-12 指切进针法

2. 夹持进针法

夹持进针法或称骈指进针法，即用左手拇、示二指持捏消毒干棉球，夹住针身下端，将针尖固定在所刺腧穴的皮肤表面，右手捻动针柄，将针刺入腧穴（图3-13）。此法适用于长针的进针。

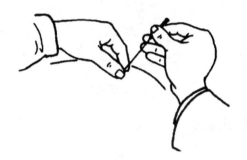

图3-13 夹持进针法

临床上也有采用插刺进针的，即单用右手拇、示二指夹持消毒干棉球，夹住针身下端，使针尖露出2～3分，对准腧穴的位置，将针迅速刺入腧穴，然后将针捻转刺入一定深度，并根据需要适当配合押手行针。

3. 舒张进针法

用左手拇、示二指将针刺入腧穴部位的皮肤向两侧撑开，使皮肤绷紧，右手持针，使针从左手拇、示二指的中间刺入。此法主要用于皮肤松弛部位的腧穴（图3-14）。

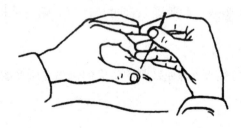

图3-14 舒张进针法

4. 提捏进针法

用左手拇、示二指将针刺入腧穴部位的皮肤提起，右手持针，从捏起的上端将针刺入。此法主要用于皮肉浅薄部位的腧穴，如印堂穴等（图3-15）。

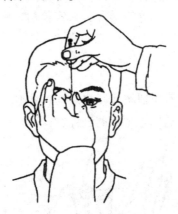

图3-15　提捏进针法

（三）针管进针法

针管进针法即备好塑料、玻璃或金属制成的针管，针管长度比毫针短2～3分，以便露出针柄。针管的直径，以能顺利通过针尾为宜。进针时左手持针管，将针装入管内，针尖与针管下端平齐，置于应刺的腧穴上，针管上端露出针柄2～3分，用右手示指叩打针尾或用中指弹击针尾，即可使针刺入，然后退出针管，再运用行针手法（图3-16）。

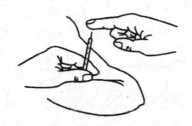

图3-16　针管进针法

五、针刺的方向、角度和深度

（一）针刺的方向

针刺的方向是指进针时针尖对准的某一方向或部位，一般依经脉循行的方向、腧穴的部位特点和治疗的需要而定。

1. 依循行定方向

依循行定方向即根据针刺补泻的需要，为达到"迎随补泻"的目的，在针刺时结合经脉循行的方向，或顺经而刺，或逆经而刺。一般认为，当行补法时，针尖与经脉循行的方向一致；行泻法时，针尖与经脉循行的方向相反。

2. 依腧穴定方向

为保证针刺安全，根据腧穴所在部位的特点，某些部位必须朝向某一特定方向或部位。如针刺哑门穴时，针尖应朝向下颌方向缓慢刺入；针刺廉泉穴时，针尖应朝向舌根方向缓慢刺入；针刺背部的某些腧穴，针尖要朝向脊柱等。

3. 依病情方向

依病情方向即根据病情的治疗需要，为使针刺的感应到达病变所在的部位，针刺时针尖应朝向病所，以使"气至病所"。

（二）针刺的角度

针刺的角度是指进针时针身与皮肤表面所形成的夹角（图3-17），一般分为以下三种。

1. 直刺

针身与皮肤表面成90°左右垂直刺入。此法适用于人体大部分腧穴。

2. 斜刺

针身与皮肤表面成45°左右倾斜刺。此法适用于肌肉浅薄处或内有重要脏器，或不宜直刺、深刺的腧穴。

3. 平刺

针身与皮肤表面成15°左右沿皮刺入，又称横刺、沿皮刺。此法适用于皮薄肉少部位的腧穴，如头部腧穴等。

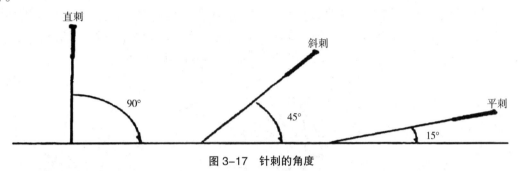

图 3-17　针刺的角度

（三）针刺的深度

临床常根据患者的体质、年龄、病情、部位等方面确定进针的深度。

（1）年龄：年老体弱，气血衰退；小儿娇嫩，稚阴稚阳，均不宜深刺。中青年身强体壮者，可适当深刺。

（2）体质：形瘦体弱者宜浅刺；形盛体强者宜深刺。

（3）病情：阳证、新病宜浅刺；阴证、久病宜深刺。

（4）部位：头面、胸腹及皮薄肉少处的腧穴宜浅刺；四肢、臀、腹及肌肉丰满处的腧穴宜深刺。

六、行针与得气

毫针进针后，为使患者产生针刺感应，或进一步调整针感的强弱以及使针感向某一方向扩散、传导而采取的操作方法，称为"行针"，亦称"运针"。行针手法包括基本手法和辅助手法两类。

（一）基本手法

行针的基本手法是毫针刺法的基本动作，古今临床常用的主要有提插法和捻转法两种。两种基本手法临床施术时既可单独应用，又可配合应用。

1. 提插法

将针刺入腧穴一定深度后，施以上提下插的操作手法。针由浅层向下刺入深层的操作谓之插，从深层向上引退至浅层的操作谓之提，如此反复地上下纵向运动的行针手法，称为提插法（图3-18）。

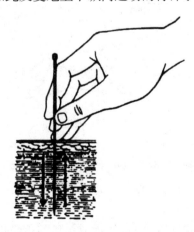

图 3-18　提插法

提插幅度的大小、层次的变化、频率的快慢和操作时间的长短，应根据患者的体质、病情、腧穴部位和针刺目的等不同灵活掌握。使用提插法时，指力一定要均匀一致，幅度不宜过大，一般以3～5分为宜；频率不宜过快，每分钟60次左右，保持针身垂直，不改变针刺角度、方向和深度。一般认为行针时提插的幅度大，频率快，刺激量就大；反之，提插的幅度小，频率慢，刺激量就小。

2. 捻转法

将针刺入腧穴一定深度后，施以向前向后捻转动作的操作手法。这种使针在腧穴内反复前后来回旋转的行针手法，称为捻转法（图3-19）。捻转角度的大小、频率的快慢、时间的长短等，需根据患者的体质、病情、腧穴的部位、针刺目的等具体情况而定。使用捻转法时，指力要均匀，角度要适当，一般应掌握在180°左右，不能单向捻针，否则针身易被肌纤维等缠绕，引起局部疼痛和导致滞针而出针困难。一般认为捻转角度大，频率快，刺激量大；捻转角度小，频率慢，刺激量小。

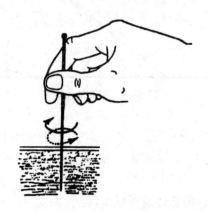

图3-19　捻转法

（二）辅助手法

行针的辅助手法，是行针基本手法的补充，是为了促使得气和加强针刺感应的操作手法。临床常用的行针辅助手法有以下几种。

1. 循法

针刺不得气时，可以用循法催气。其法是医者用顺着经脉的循行径路，在腧穴的上下部轻柔地按揉或叩打（图3-20）。《针灸大成·三衢杨氏补泻》指出："凡下针，若气不至，用指于所属部分经络之路，上下左右循之，使气血往来，上下均匀，针下自然气至沉紧。"说明此法能推动气血，激发经气，促使针后易于得气。

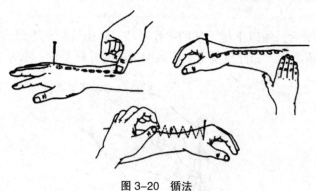

图3-20　循法

2. 弹法

弹法是指在留针过程中，以手指轻弹针尾或者针柄，使针体微微振动，以加强针感，助气运行的方法（图3-21）。《针灸问对》曰："如气不行，将针轻弹之，使气速行。"本法有催气、行气的作用。

3. 刮法

刮法是指毫针刺入一定深度后，经气未至，以拇指或示指的指腹抵住针尾，用拇指或示指或中指指甲，由下而上或由上而下频频刮动针柄，促使得气的方法。本法在针刺不得气时用之可激发经气，如已得气者可以加强针刺感应的传导和扩散（图3-22）。

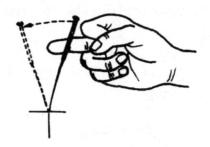

图 3-21 弹法

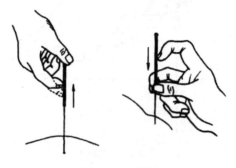

图 3-22 刮法

4. 摇法

摇法是指毫针刺入一定深度后，手持针柄，将针轻轻摇动，以行经气的方法。《针灸问对》有"摇以行气"的记载。其法有二：一是直立针身而摇，以加强得气的感应；二是卧倒针身而摇，使经气向一定方向传导（图 3-23）。

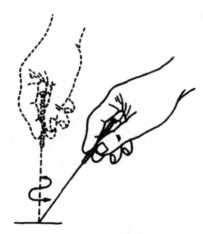

图 3-23 摇法

5. 飞法

针后不得气者，用右手拇、示指执持针柄，细细捻搓数次，然后张开两指，一搓一放，反复数次，状如飞鸟展翅，故称飞法（图 3-24）。

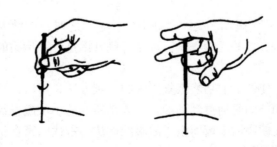

图 3-24 飞法

《医学入门·杂病穴法》载："以大指次指捻针，连搓三下，如手颤之状，谓之飞。"本法的作用在于催气、行气，并使针刺感应增强。

6. 震颤法

震颤法是指针刺入一定深度后，右手持针柄，用小幅度、快频率的提插手法，使针身轻微震颤的方法。本法可促使针下得气，增强针刺感应（图 3-25）。

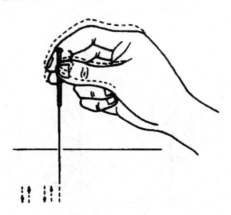

图 3-25　震颤法

（三）得气

得气古称"气至"，近称"针感"，是指毫针刺入腧穴一定深度后，施以提插或捻转等行针手法，使针刺部位获得"经气"感应，谓之得气。

针下是否得气，可以从两个方面分析判断。一是患者对针刺的感觉和反应，另一是医者对刺手指下的感觉。针刺腧穴得气时，患者的针刺部位有酸胀、麻重等自觉反应，有时出现热、凉、痒、痛、抽搐、蚁行等感觉，或呈现沿着一定的方向和部位传导、扩散现象。少数患者还会出现循经性肌肤震颤等反应，有的还可见到针刺腧穴部位的循经性皮疹带或红、白线等现象。当患者有自觉反应的同时，医者的刺手亦能体会到针下沉紧、涩滞或针体颤动等反应。若针刺后未得气，患者无任何特殊感觉或反应，医者刺手亦感觉针下空松、虚滑。正如窦汉卿《标幽赋》所说："轻滑慢而未来，沉涩紧而已至……气之至也，如鱼吞钩饵之浮沉；气未至也，如闲处幽堂之深邃。"这是对得气与否所做的最形象的描述。

得气与否以及气至的迟速，不仅直接关系针刺的治疗效果，而且可以借此推测疾病的预后。《灵枢·九针十二原》说："刺之要，气至而有效"。临床上一般是得气迅速时疗效较好，得气较慢时效果就差，若不得气时就可能无治疗效果。《金针赋》也说："气速效速，气迟效迟"。在临床上若刺之而不得气时，要分析经气不至的原因。或因取穴定位不准确，手法运用不当，或为针刺角度有误，深浅失度，对此就应重新调整腧穴的针刺部位、角度、深度，运用必要的针刺手法，以促使得气。如患者病久体虚，正气虚惫，以致经气不足；或因其他病理因素，感觉迟钝、丧失而不易得气时，可采用行针催气，或留针候气，或用温针，或加艾灸，以助经气的来复，而促使得气。若用上法而仍不得气者，多属正气衰竭，当考虑配合或改用其他治疗方法。临床上常可见到，初诊时针刺得气较迟或不得气者，经过针灸等方法治疗后，逐渐出现得气较速或有气至现象，说明机体正气渐复，疾病向愈。

七、针刺补泻

《灵枢·九针十二原》说："虚实之要，九针最妙，补泻之时，以针为之。"《备急千金要方·用针略例》指出："凡用针之法，以补泻为先"。可见针刺补泻是针刺治病的一个重要环节，也是毫针刺法的核心内容。

补法，泛指能鼓舞正气，使低下的功能恢复正常的针刺方法；泻法，泛指能疏泄邪气，使亢进的功能恢复正常的针刺方法。针刺补泻是通过针刺腧穴，采用适当的手法激发经气以补益正气、疏泄邪气，调节人体的脏腑经络功能，促使阴阳平衡而恢复健康的方法。古代医家在长期的医疗实践中，创造和总结出不少针刺补泻手法，现择要简述如下。

（一）单式补泻手法

1. 捻转补泻

针下得气后，捻转角度小，用力轻，频率慢，操作时间短者为补法；捻转角度大，用力重，频率快，操作时间长者为泻法。也有以左转时角度大，用力重者为补；右转时角度大，用力重者为泻。

2. 提插补泻

针下得气后，先浅后深，重插轻提，提插幅度小，频率慢，操作时间短者为补法；先深后浅，轻插重提，提插幅度大，频率快，操作时间长者为泻祛。

3. 疾徐补泻

进针时徐徐刺入，少捻转，疾速出针者为补法；进针时疾速刺入，多捻转，徐徐出针者为泻法。

4. 迎随补泻

进针时针尖随着经脉循行去的方向刺入为补法；针尖迎着经脉循行来的方向刺入为泻法。

5. 呼吸补泻

患者呼气时进针，吸气时出针为补法；吸气时进针，呼气时出针为泻法。

6. 开阖补泻

出针后迅速揉按针孔为补法；出针时摇大针孔而不揉按为泻法。

7. 平补平泻

进针得气后，施以均匀的提插、捻转手法，适用于虚实不明显或虚实夹杂的病证。

（二）复式补泻手法

1. 烧山火法

将针刺入腧穴应刺深度的上 1/3（天部），得气后行捻转补法或紧按慢提九数；再将针刺入中 1/3（人部），如上施术；然后将针刺入下 1/3（地部），如上施术；继之退至浅层，称为一度。如此反复操作数度，使针下产生热感。在操作过程中，可配合呼吸补法（图 3-26）。多用于治疗冷痹顽麻、虚寒性疾病等。

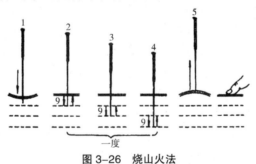

图 3-26 烧山火法

2. 透天凉法

先将针刺入腧穴应刺深度的下 1/3（地部），得气后行捻转泻法或紧提慢按六数；再将针紧提至中 1/3（人部），如上施术；然后将针紧提至上 1/3（天部），如上施术，称为一度。如此反复操作数度，使针下产生凉感。在操作过程中，可配合呼吸泻法（图 3-27）。多用于治疗热痹、急性痈肿等实热性疾病。

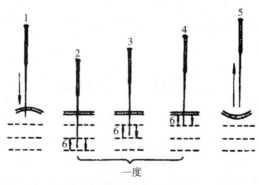

图 3-27 透天凉法

（三）影响针刺补泻效应的因素

1. 机体所处的功能状态

在不同的病理状态下，针刺可以产生不同的调整作用（即补泻效果）。当机体处于虚惫状态而呈虚证时，针刺可以起到扶正补虚的作用。若机体处于虚脱状态时，针刺还可以起到回阳固脱的作用；当机体处于邪盛状态而呈实热、邪闭的实证时，针刺可以起到清热启闭、祛邪泻实的作用。例如，胃肠功能亢进而痉挛疼痛时，针刺可解痉止痛；胃肠功能抑制而蠕动缓慢、腹胀纳呆时，针刺可加强胃肠蠕动，提高消化功能，消除腹胀、增进食欲。大量的临床实践和实验研究表明，针刺当时的机体功能状态，是产生针刺补泻效果的主要因素。

2. 腧穴作用的相对特异性

腧穴的主治功用不仅具有普遍性，而且具有相对特异性。人体不少腧穴，如关元、气海、命门、膏肓、背俞穴等，都能鼓舞人体正气，促使功能旺盛，具有强壮作用，适宜于补虚益损。此外，很多腧穴，如水沟、委中、十二井、十宣等穴，都能疏泄病邪，抑制人体功能亢进，具有祛邪作用，适宜于祛邪泻实。当施行针刺补泻时，必须结合腧穴作用的相对特异性，才能产生针刺补泻的效果。

3. 针具及手法轻重因素

影响针刺补泻因素与使用的针具粗细、长短，刺入的角度、深度，行针时的幅度、频率等有直接关系。一般来说，粗毫针的指力要重，刺激量大；细毫针用的指力较轻，刺激量就小。毫针刺入腧穴的角度、深度不同，其刺激的轻重程度也不同，一般直刺、深刺的刺激量要大些，平刺、浅刺的刺激量要小些。行针时的幅度、频率不同，与针刺手法轻重密切相关。提插幅度大、捻转角度大、频率快者，其刺激量就大。反之，其刺激量就小。

八、留针与出针

（一）留针法

留针指将针刺入腧穴施术后，使针留置穴内。留针的目的是为了加强针刺的作用和便于继续行针施术。留针的方法有静留针和动留针两种。静留针法指在留针过程中不再行针；动留针法指在留针过程中作间歇性行针。一般病证只要针下得气而施以适当的补泻手法后，即可出针或留针 10 ~ 20 分钟。但对一些特殊病证，如急性腹痛、破伤风、角弓反张、寒性、顽固性疼痛或痉挛性病证，需适当延长留针时间，有时留针可达数小时，以便在留针过程中作间歇性行针，以增强、巩固疗效。在临床上留针与否或留针时间的长短，不可一概而论，应根据患者具体病情而定。

（二）出针法

出针又称起针、退针，指将针拔出的方法。在施行针刺手法或留针达到预定针刺目的和治疗要求后，即可出针。

出针的方法，一般以左手拇、示二指持消毒干棉球轻轻按压于针刺部位，右手持针做轻微地小幅度捻转，并将针缓慢提至皮下（不可单手用力过猛），静留片刻，然后出针。出针时，依补泻的不同要求，分别采取"疾出"或"徐出"以及"疾按针孔"或"摇大针孔"的方法出针。出针后，除特殊需要外，都要用消毒棉球轻压针孔片刻，以防出血或针孔疼痛。

当针退出后，要仔细查看针孔是否出血，询问针刺部位有无不适感，检查核对针数有否遗漏，还应注意有无晕针延迟反应现象。

第二节　头针疗法

头针又称头皮针，是指在头皮部特定的穴线进行针刺以防治疾病的方法。

头针的理论依据主要有二：一是根据传统的脏腑经络理论。手、足六阳经皆上循于头面，六阴经中手少阴与足厥阴经直接循行于头面部，其他阴经则通过各自的经别与阳经相合后上达于头面。因此，头面部是脏腑经络之气汇集的重要部位，《素问·脉要精微论篇》曰："头者精明之府"。二是根据大脑皮质功能定位在头皮的投影，确立相应的头穴线。

头针因其疗效独特、适应证广泛而成为临床医生常用的针灸治疗方法之一。为了适应国际上头针疗法的推广与交流，中国针灸学会根据分区定经、经上选穴、穴点连线及古代透刺方法等拟定了《头皮针穴名标准化国际方案》，并于 1984 年在日本召开的世界卫生组织西太区会议上正式通过。本节标准头针线的名称、定位等均依据该方案。

一、标准头针线的定位和主治

标准头穴线共 25 条，分别位于额区、顶区、颞区、枕区 4 个区域的头皮部。标准化头针线见图 3-28 至 3-32，各区定位及主治如下。

（一）额区

1. 额中线

（1）部位：在头前部，从督脉神庭穴向下引一直线，长 1 寸（3 cm）（图 3-28）。

（2）主治：癫痫、精神失常、鼻病等。

2. 额旁 1 线

（1）部位：在头前部，从膀胱经眉冲穴向前引一直线，长 1 寸（3 cm）（图 3-28）。

（2）主治：冠心病、心绞痛、支气管哮喘、支气管炎、失眠。

3. 额旁 2 线

（1）部位：在头前部，从胆经头临泣穴向前引一直线，长 1 寸（3 cm）（图 3-28）。

（2）主治：急慢性胃炎、胃和十二指肠溃疡、肝胆疾病等。

4. 额旁 3 线

（1）部位：在头前部，从胃经头维穴内侧 0.75 寸起向下引一直线，长 1 寸（3 cm）（图 3-28）。

（2）主治：功能性子宫出血、子宫脱垂、阳痿、遗精、尿频、尿急等。

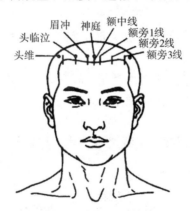

图 3-28　标准化头针线额区图

（二）顶区

1. 顶中线

（1）部位：在头顶部，即从督脉百会穴至前顶穴连线（图 3-29）。

（2）主治：腰腿足等病证，如瘫痪、麻木、疼痛以及皮质性多尿、脱肛、小儿夜尿、高血压病、头顶痛等。

2. 顶旁 1 线

（1）部位：在头顶部，督脉旁 1.5 寸，从膀胱经通天穴向后引一直线，长 1.5 寸（图 3-30）。

（2）主治：腰腿足等病证，如瘫痪、麻木、疼痛等。

3. 顶旁 2 线

（1）部位：在头顶部，督脉旁开 2.25 寸，从胆经正营穴向后引一直线，长 1.5 寸到承灵穴（图 3-30）。

（2）主治：头痛，偏头痛，肩臂手等病证如瘫痪、麻木、疼痛等。

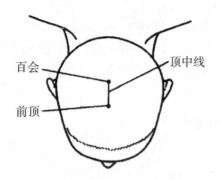

图 3-29　标准化头针线顶区图

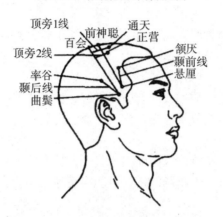

图 3-30　标准化头针线顶颞区图

（三）颞区（包括顶颞区）

1. 顶颞前斜线

（1）部位：在头顶部、头侧部，头部经外奇穴前神聪（百会前 1 寸）与颞部胆经悬厘穴引一条斜线（图 3-31）。

（2）主治：将该线分为 5 等份，上 1/5 治疗对侧下肢和躯干瘫痪，中 2/5 治疗上肢瘫痪，下 2/5 治疗中枢性面瘫、运动性失语、流涎、脑动脉粥样硬化等。

2. 顶颞后斜线

（1）部位：在头顶部、头侧部，顶颞前斜线之后 1 寸，与其平行的线。即从督脉百会穴至颞部胆经曲鬓穴引一斜线（图 3-31）。

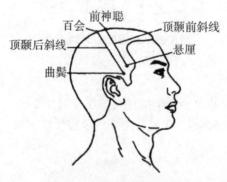

图 3-31　标准化头针线颞区图

（2）主治：将该线分为 5 等份，上 1/5 治疗对侧下肢和躯干感觉异常，中 2/5 治疗上肢感觉异常，下 2/5 治疗头面部感觉异常等。

3. 颞前线

（1）部位：在头的颞部，从胆经颔厌穴至悬厘穴连一直线。

（2）主治：偏头痛、运动性失语、周围性面瘫和口腔疾病。

4. 颞后线

（1）部位：在头的颞部，从胆经率谷穴向下至曲鬓穴连一直线。

（2）主治：偏头痛、耳鸣、耳聋，眩晕等。

（四）枕区

1. 枕上正中线

（1）部位：在后头部，即从督脉强间穴至脑户穴的连线（图3-32）。

（2）主治：眼病、颈项强痛、癫狂、痫证。

2. 枕上旁线

（1）部位：在后头部，由枕外隆凸督脉脑户穴旁开0.5寸（1.5 cm）起，向上引一直线，约长1.5寸（4.5 cm）（图3-32）。

（2）主治：皮质性视力障碍、白内障、近视等。

3. 枕下旁线

（1）部位：在后头部，从膀胱经玉枕穴向下引一直线，长2寸（图3-32）。

（2）主治：小脑疾病引起的平衡障碍、后头痛等。

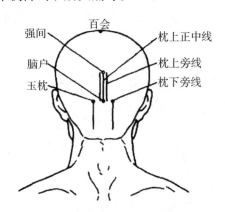

图3-32　标准化头针线枕区图

二、适应范围

1. 脑源性疾患

如脑血管意外后遗症、皮质性视力障碍、小脑性平衡障碍、皮质性多尿、遗尿、震颤麻痹、舞蹈病等。

2. 非脑源性疾患

如腰腿痛、神经痛、哮喘、呃逆、耳源性眩晕、耳鸣、听力障碍、胃脘痛、子宫脱垂等。

3. 其他

外科手术的针刺麻醉。

三、操作方法

1. 穴位选择

单侧肢体疾病，选用对侧头针线；双侧肢体疾病，选用双侧头针线；内脏全身疾病或不易区别左右的疾病，可双侧取穴。一般根据具体的病情选用相应的头针线，如下肢瘫痪，可选顶旁1线配顶颞前斜线、顶颞后斜线的上1/5。

2. 进针方法

患者多取坐位或卧位，局部常规消毒。一般选用28～30号长1.5～3寸的毫针，针尖与头皮成30°左右夹角，快速将针刺入头皮下，当针尖抵达帽状腱膜下层时，指下感到阻力减小，然后使针与头皮平行，继续捻转进针，刺入相应深度（线段的长度）。若进针角度不当，患者痛甚至医者手下有抵抗感，应调整进针角度（图 3-33）。

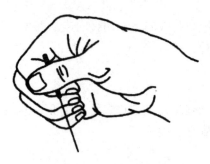

图 3-33　头针进针法

3. 针刺手法

头针的运针多捻转不提插。一般以拇指掌面和示指桡侧面夹持针柄，以示指的掌指关节快速连续屈伸，使针身左右旋转，捻转速度每分钟 200 次左右（图 3-34）。进针后持续捻转 2 ~ 3 分钟，留针 20 ~ 30 分钟，留针期间间歇操作 2 ~ 3 次即可。一般经 3 ~ 5 分钟刺激后，部分患者在病变部位会出现热、麻、胀、抽动等感应。按病情需要可适当延长留针时间，偏瘫患者留针期间嘱其活动肢体（重症患者可作被动活动），有助于提高疗效。亦可用电针仪在主要穴线通电，以代替手法捻针，频率则选用 200 ~ 300 次/分。

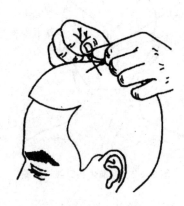

图 3-34　头针运针法

4. 起针

刺手夹持针柄轻轻捻转松动针身，押手固定穴区周围头皮，如针下无紧涩感，可快速出针。出针后需用消毒干棉球按压针孔片刻，以防出血。

5. 疗程

每天或隔天针 1 次，一般 10 次为 1 个疗程，休息 5 ~ 7 天后再进行第 2 个疗程。

四、注意事项

（1）因为头部有毛发，故必须严格消毒，以防感染。

（2）由于头针的刺激较强，刺激时间较长，医者必须注意观察患者表情，以防晕针。

（3）婴儿由于颅骨缝的骨化不完全，不宜采用头针治疗。

（4）中风患者，急性期如因脑出血引起昏迷、血压过高或不稳定时，不宜用头针治疗，需待血压和病情稳定后应用；如因脑血栓形成引起偏瘫的患者，宜及早采用头针治疗。凡有高热、急性炎症和心力衰竭时，一般慎用头针治疗。

（5）由于头皮血管丰富，容易出血，故出针时必须用干棉球按压针孔 1 ~ 2 分钟。如有出血或皮下血肿出现，可轻轻揉按，促使其消散。

第三节　艾灸疗法

灸法是指以艾绒为主要燃烧材料，烧灼、熏熨体表的一定部位或腧穴，通过经络腧穴的作用，以达到防治疾病的一种方法。

一、灸法的材料

（一）艾

施灸的材料很多，但以艾叶制成的艾绒最为常用。因其气味芳香，辛温味苦，容易燃烧，火力温和，故为施灸佳料。《本草纲目·火部》载艾火"灸百病"。新制的艾绒含挥发油较多，灸时火力过强，故以陈旧的艾绒为佳。

1. 艾炷

将纯净的艾绒放在平板之上，用拇、示、中三指边捏边旋转，把艾绒捏紧成规格大小不同的圆锥状物称为艾炷（图3-35）。有大、中、小之分，小者如麦粒大，中等如半截枣核大，大者如半截橄榄大。

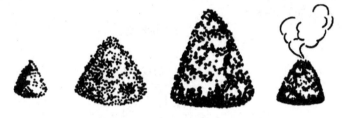

图3-35　艾炷

2. 艾条

艾条又称艾卷，是用艾绒卷成的圆柱形长条。根据内含药物之有无，又分为纯艾条和药艾条两种。一般长20 cm，直径1.5 cm。具有使用简便，不起泡，不发疮，无痛苦，患者可以自灸等特点，临床应用十分广泛。

（二）其他灸材

1. 火热类灸材

火热类灸材主要有灯芯草、黄蜡、桑枝、硫黄、桃枝、药锭、药捻等。

2. 非火热类（药物贴敷法）

非火热类主要有毛茛、斑蝥、旱莲草、白芥子、甘遂、天南星、细辛等。

二、灸法的作用

1. 防病保健

灸法可以激发人体正气，增强抗病能力，无病时施灸有防病保健的作用。《备急千金要方·灸例第六》记载："凡人吴蜀地游宦，体上常须三两处灸之，勿令疮暂瘥，则瘴疠瘟疟毒气不能着人也。"《扁鹊心书·须识扶阳》也指出："人于无病时，常灸关元、气海、命门、中脘，虽未得长生，亦可保百余年寿矣"。以增强人体抗病能力而达到强身保健目的的灸法称为保健灸，《诸病源候论·小儿杂病诸候》又称之为"逆灸"。

2. 温经散寒

灸火的温和热力具有直接的温通经络、驱散寒邪的功用，《素问·调经论篇》说："血气者，喜温而恶寒，寒则泣而不能流，温则消而去之。"灸法更适合治疗寒性病证，《素问·异法方宜论篇》说："藏寒生满病，其治宜灸焫"。临床上多用于治疗风寒湿痹和寒邪为患的胃脘痛、腹痛、泄泻、痢疾等病证。

3. 扶阳固脱

灸火的热力具有扶助阳气、举陷固脱的功能。《素问·生气通天论篇》说："阳气者，若天与日，失其所，则折寿而不彰。"说明了阳气的重要性。阳衰则阴盛，阴盛则为寒、为厥，甚则阳气欲脱，此时就可用艾灸来温补，以扶助虚脱之阳气。《扁鹊心书·须识扶阳》说："真气虚则人病，真气脱则人死，保命之法，灼艾第一。"《伤寒论·辨厥阴病脉证并治》也说："下利，手足逆冷，无脉者，灸之"。可见阳气下陷或欲脱的危证，可用灸法。临床上，各种虚寒证、寒厥证、虚脱证和中气不足、阳气下陷而引起的遗尿、脱肛、阴挺、崩漏、带下等病证皆可用灸法治疗。

4. 消瘀散结

艾灸具有行气活血、消瘀散结的作用。《灵枢·刺节真邪》说："脉中之血，凝而留止，弗之火调，弗能取之"。气为血之帅，血随气行，气得温则行，气行则血亦行。灸能使气机通调，营卫和畅，故瘀结自散。因此，临床也常用灸法治疗气血凝滞的疾患，如乳痈初起、瘰疬，瘿瘤等病证。

5. 引热外行

艾火的温热能使皮肤腠理开放，毛窍通畅，热有去路，从而引热外行。《医学入门·针灸》说："热者灸之，引郁热之气外发"。故灸法同样可用于某些热性病，如疖肿、带状疱疹、丹毒、甲沟炎等。对阴虚发热，也可使用灸法，可选用膏肓、四花穴等治疗骨蒸潮热、虚痨咳喘。

三、灸法的种类及其运用

灸法种类很多，常用灸法如表3-3。

表3-3　灸法的种类

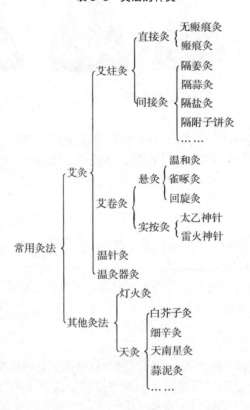

（一）艾炷灸

将艾炷放在穴位上施灸称艾炷灸，艾炷灸可分为直接灸和间接灸两类。

1. 直接灸

直接灸又称明灸、着肤灸，即将艾炷直接置放在皮肤上施灸的一种方法（图3-36）。根据灸后对皮肤刺激的程度不同，又分为无瘢痕灸和瘢痕灸两种。

（1）无瘢痕灸：又称非化脓灸，施灸以温熨为度，灸后皮肤不致起泡，不留瘢痕，故名。临床上选用大小适宜的艾炷，施灸前先在施术部位涂以少量的凡士林，以增加黏附性。然后将艾炷放上，从上端点燃，当燃剩2/5左右，患者感到烫时，用镊子将艾炷挟去，换炷再灸，一般灸3~6壮，以局部皮肤充血、红晕为度。此法适用于慢性虚寒性疾病，如哮喘、慢性腹泻、风寒湿痹、风湿顽痹等。

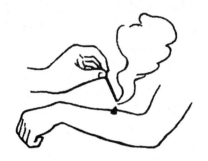

图 3-36 直接灸

（2）瘢痕灸：又称化脓灸，因施灸后局部组织烫伤化脓，结痂后留有瘢痕，故名。临床上选用大小适宜的艾炷，施灸前先在施术部位上涂以少量大蒜汁，以增加黏附性和刺激作用，然后放置艾炷，从上端点燃，烧近皮肤时患者有灼痛感，可用手在穴位四周拍打以减轻疼痛（图 3-37）。应用此法一般每壮艾炷需燃尽后，除去灰烬，方可换炷，按前法再灸，可灸 3 ~ 9 壮。灸毕，在施灸穴位上贴敷消炎药膏，大约 1 星期可化脓（脓液色白清稀）形成灸疮。灸疮 5 ~ 6 周愈合，留有瘢痕。在灸疮化脓期间，需注意局部清洁，每天换膏药 1 次，以避免继发感染（脓液黄稠）。《针灸资生经·治灸疮》说："凡着艾得灸疮，所患即瘥，若不发，其病不愈"。可见灸疮的发和不发与疗效有密切关系。因此，应叮嘱患者多吃羊肉、豆腐等营养丰富的食物以促进灸疮的透发。灸疮是局部组织经烫伤后引起的化脓现象，对穴位局部能产生一个持续的刺激，有保健治病作用。临床常用于治疗哮喘、慢性胃肠病、风湿顽痹、瘰疬等。由于这种方法灸后遗有瘢痕，故灸前必须征求患者的同意及合作。对身体过于虚弱，或有糖尿病、皮肤病的患者不宜使用此法。

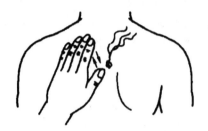

图 3-37 瘢痕灸缓痛拍打法

2. 间接灸

间接灸又称隔物灸、间隔灸，即在艾炷与皮肤之间垫上某种物品而施灸的一种方法（图 3-38）。

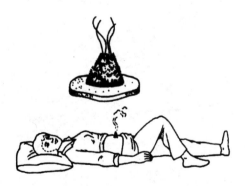

图 3-38 间接灸

古代的隔物灸法种类很多，广泛用于临床各种病证。所隔的物品主要为动物、植物和矿物类中药。药物因病证而异，既有单方又有复方，现将临床常用的几种介绍如下。

（1）隔姜灸：将鲜生姜切成直径为 2 ~ 3 cm，厚 0.2 ~ 0.3 cm 薄片，中间以针穿刺数孔，上置艾炷放在应灸的部位，然后点燃施灸，当艾炷燃尽后，可易炷再灸。一般灸 3 ~ 6 壮，以皮肤红晕而不起泡为度。在施灸过程中，若患者感觉灼热不可忍受时，可将姜片向上提起，或缓慢移动姜片。此法应用很广，多用于因寒而致的呕吐、腹痛、泄泻和风寒湿痹证、外感表证等。

（2）隔蒜灸：用鲜大蒜头切成 0.2 ~ 0.3 cm 的薄片，中间以针穿刺数孔，上置艾炷放在应灸的腧穴部位或患处，然后点燃施灸，待艾炷燃尽，易炷再灸，一般灸 3 ~ 6 壮。因大蒜液对皮肤有刺激性，灸后容易起泡，若不使起泡，可将蒜片向上提起，或缓慢移动蒜片。此法多用于治疗瘰疬、肺结核、腹中积块及未溃疮疡等。此外，尚有一种铺灸法，自大椎穴起至腰俞穴之间的脊柱上，铺敷蒜泥一层，宽约 2 cm，厚约 0.5 cm，周围用棉皮纸封护，然后用艾炷在大椎及腰俞点火施灸。因所铺蒜泥形似长蛇，故又名长蛇灸。民间用于治疗虚劳、顽痹等证。

（3）隔盐灸：因本法只用于脐部，又称神阙灸。用纯净干燥的精制食盐填敷于脐部，使其与脐平，上置艾炷施灸，如患者稍感灼痛，即更换艾炷。也可于盐上放置姜片后再施灸，一般灸 3 ~ 9 壮。此法有回阳、救逆、固脱之功，但需连续施灸，不拘壮数，以待脉起、肢温、症候改善。临床上常用于治疗急性寒性腹痛、吐泻、痢疾、小便不利、中风脱证等。

（4）隔药饼灸：以隔附子片或隔附子饼灸最为常用。药饼的制法是将附子研成细末，以黄酒调和，制成直径约 3 cm、厚约 0.8 cm 的附子饼，中间以针穿刺数孔，上置艾炷，放在应灸腧穴或患处，点燃施灸。一般灸 3 ~ 9 壮。由于附子辛温大热，有温肾补阳的作用，故多用于治疗命门火衰而致的阳痿、早泄、遗精、宫寒不孕和疮疡久溃不敛的病证。

（二）艾条灸

艾条灸又称艾卷灸。即用细草纸或桑皮纸包裹艾绒，卷成圆筒形的艾卷（也称艾条），将其一端点燃，对准穴位或患处施灸的一种方法。有关艾卷灸的最早记载，见于明代朱权《寿域神方》。该书"卷三"有艾卷灸治阴证的记载："用纸窬卷艾，以纸隔之点穴，于隔纸上用力实按之，待腹内觉热，汗出即瘥"。后来发展为在艾绒内加进药物，再用纸卷成条状艾卷施灸，名为"雷火神针"和"太乙神针"。在此基础上又演变为现代的单纯艾卷灸和药物艾卷灸。

按操作方法艾卷灸可分为悬灸和实按灸两种，介绍如下。

1. 悬灸

按其操作方法又可分为温和灸、雀啄灸、回旋灸等。

（1）温和灸：将艾卷的一端点燃，对准应灸的腧穴或患处，距离皮肤 2 ~ 3 cm 处进行熏烤（图 3-39），使患者局部有温热感而无灼痛为宜。一般每穴灸 10 ~ 15 分钟，至皮肤红晕为度。如果是局部知觉减退或小儿患者，医者可将示、中二指置于施灸部位两侧，通过医者的手指测知患者局部受热程度，以便随时调节施灸时间和距离，防止烫伤。

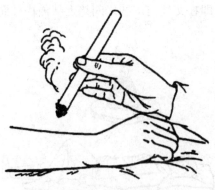

图 3-39　温和灸

（2）雀啄灸：施灸时，艾卷点燃的一端与施灸部位的皮肤并不固定在一定的距离，而是像鸟啄食一样，一上一下施灸，以给施灸局部一个变量的刺激（图 3-40），一般每穴灸 5 ~ 10 分钟，至皮肤红晕为度。

（3）回旋灸：施灸时，艾卷点燃的一端与施灸部位的皮肤虽保持一定的距离，但不固定，而是反复旋转地施灸或向左右方向移动（图 3-41）。

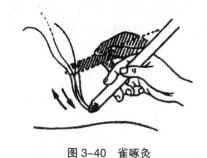

图 3-40 雀啄灸

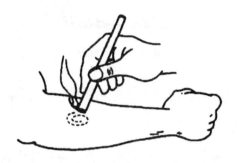

图 3-41 回旋灸

以上方法一般病证均可采用，但温和灸、回旋灸多用于治疗慢性病，雀啄灸多用于治疗急性病。

2. 实按灸

施灸时，先在施灸腧穴部位或患处垫上数层布或纸，然后将药物艾卷的一端点燃，趁热按在施术部位上，使热力透达深部，若艾火熄灭，再点再按（图 3-42）。或以布 6 ~ 7 层包裹艾火熨于穴位或患处，若火熄灭，再点再熨。最常用的为太乙针灸和雷火针灸，适用于风寒湿痹、痿证和虚寒证。

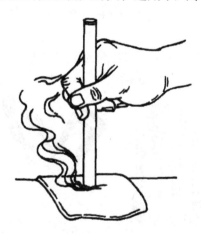

图 3-42 实按灸

太乙神针的药物处方（《太乙神针心法》）：艾绒三两，硫黄二钱，麝香、乳香、没药、松香、桂枝、杜仲、枳壳、皂角、细辛、川芎、独活、穿山甲、雄黄、白芷、全蝎各一钱。上药研成细末，和匀。以桑皮纸一张，宽约一尺见方，摊平，先取艾绒八钱，均匀铺在纸上，次取药末二钱，均匀掺在艾绒里，然后卷紧如爆竹状，再用木板搓捻卷紧，外用鸡蛋清涂抹，再糊上桑皮纸一层，两头留空一寸许，捻紧即成。

雷火神针的药物处方（《针灸大成》卷九）：艾绒二两，沉香、木香、乳香、茵陈、羌活、干姜、穿山甲各三钱，研为细末，加入麝香少许。其制法与太乙神针相同。

（三）温针灸

这是针刺与艾灸相结合的一种方法，适用于既需要留针又需施灸的疾病。在针刺得气后，将针留在适当的深度，在针柄上穿置一段长约 2 cm 的艾卷施灸，或在针尾上搓捏少许艾绒点燃施灸，直待燃尽，除去灰烬，每穴每次可施灸 1～3 壮，施灸完毕再将针取出。此法是一种简而易行的针灸并用的方法，其艾绒燃烧的热力可通过针身传入体内，使其发挥针和灸的作用，达到治疗目的（图 3-43）。应用此法更应注意防止艾火脱落烧伤皮肤和衣物。

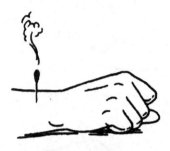

图 3-43　温针灸

（四）温灸器灸

温灸器是一种专门用于施灸的器具，用温灸器施灸的方法称温灸器灸，临床常用的有温灸盒、灸架和温灸筒等。

1. 温灸盒灸

将适量的艾绒置于灸盒的金属网上，点燃后将灸盒放于施灸部位灸治即可。适用于腹、腰等面积较大部位的治疗（图 3-44）。

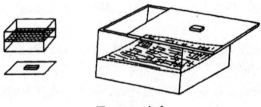

图 3-44　灸盒

2. 灸架灸

将艾条点燃后，燃烧端插入灸架的顶孔中，对准选定穴位施灸，并用橡皮带给予固定，施灸完毕将剩余艾条插入灭火管中。适用于全身体表穴位的治疗（图 3-45）。

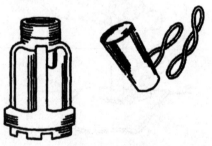

图 3-45　灸架

3. 温灸筒灸

将适量的艾绒置于温灸筒内，点燃后盖上灸筒盖，执筒柄于患处施灸即可（图 3-46）。

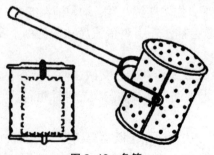

图 3-46　灸筒

（五）其他灸法

非艾灸法，是指以艾绒以外的物品作为施灸材料的灸治方法，常用的有以下几种。

1. 灯火灸

灯火灸又称灯草灸、灯草焠、打灯火、油捻灸，是民间沿用已久的简便灸法。取 10 ~ 15 cm 长的灯芯草或纸绳，蘸麻油或其他植物油，浸渍长 3 ~ 4 cm，燃火前用软棉纸吸去灯草上的浮油，以防止点火后油滴下烫伤皮肤，医者以拇、示二指捏住灯芯草上 1/3 处，即可点火，火焰不要过大，将点火一端向穴位移动，垂直接触穴位，动作快速，一触即离，灯芯草随即可发出清脆的"啪"响，火亦随之熄灭（图3-47）。如无爆焠之声可重复 1 次。灸后皮肤略有发黄，偶尔也会起小泡。此法主要用于治疗小儿疳腮、喉蛾、吐泻、麻疹、惊风等病证。

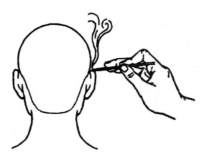

图 3-47　灯火灸

2. 天灸

天灸又称药物灸、发泡灸。它是将一些具有刺激性的药物涂敷于穴位或患处，促使局部皮肤起泡的方法。所用药物多是单味中药，也有用复方，其常用的有白芥子灸、细辛灸、天南星灸、蒜泥灸等数十种。

（1）白芥子灸：取白芥子适量，研成细末，用水调和成糊状，敷贴于腧穴或患处。敷贴 1 ~ 3 小时，以局部皮肤灼热疼痛为度。一般可用于治疗咳喘、关节痹痛、口眼㖞斜等病证。

（2）细辛灸：取细辛适量，研为细末，加醋少许调和成糊状，敷于穴位上。敷贴 1 ~ 3 小时，以局部皮肤灼热疼痛为度。如敷涌泉或神阙穴治小儿口腔炎等。

（3）天南星灸：取天南星适量，研为细末，用生姜汁调和成糊状，敷于穴位上。敷贴 1 ~ 3 小时，以局部皮肤灼热疼痛为度。如敷颊车、颧髎穴治疗面神经麻痹等。

（4）蒜泥灸：将大蒜捣烂如泥，取 3 ~ 5 g 贴敷于穴位上。敷贴 1 ~ 3 小时，以局部皮肤灼热疼痛为度。如敷涌泉穴治疗咯血、衄血，敷合谷穴治疗扁桃体炎，敷鱼际穴治疗喉痹等。

四、灸感及灸法补泻

1. 灸感

灸感是指施灸时患者的自我感觉。由于灸法主要是靠灸火直接或间接地在体表施以适当的温热刺激来达到治病和保健的作用，除瘢痕灸外，一般以患者感觉灸处局部皮肤及皮下温热或有灼热为主，温热刺激可直达深部，经久不消，或可出现循经感传现象。

2. 灸法补泻

艾灸的补泻，始载于《内经》。《灵枢·背腧》说："气盛则泻之，虚则补之。以火补者，毋吹其火，须自灭也。以火泻者，疾吹其火，传其艾，须其火灭也"。灸法的补泻亦需根据辨证施治的原则，虚证用补法，实证用泻法。艾灸补法，无须吹其艾火，让其自然缓缓燃尽为止，以补其虚；艾灸泻法，应当快速吹艾火至燃尽，使艾火的热力迅速透达穴位深层，以泻邪气。

五、施灸的注意事项

1. 施灸的先后顺序

古人对于施灸的先后顺序有明确地论述，如《备急千金要方·灸例第六》说："凡灸，当先阳后阴……

先上后下"。即：先灸阳经，后灸阴经；先灸上部，后灸下部。就壮数而言，一般先灸少而后灸多。就艾炷大小而言，先灸小而后灸大。上述施灸的顺序是指一般的规律，临床上需结合病情，灵活应用，不能拘泥不变。如脱肛的灸治，则应先灸长强以收肛，后灸百会以举陷。此外，施灸应注意在通风环境中进行。

2. 施灸的禁忌

（1）面部穴位、乳头、大血管等处均不宜使用直接灸，以免烫伤形成瘢痕。关节活动部位亦不适宜用化脓灸，以免化脓溃破，不易愈合，甚至影响功能活动。

（2）一般空腹、过饱、极度疲劳和对灸法恐惧者，应慎施灸。对于体弱患者，灸治时艾炷不宜过大，刺激量不可过强，以防晕灸。一旦发生晕灸，应立即停止施灸，并做出及时处理，处理方法同"晕针"。

（3）孕妇的腹部和腰骶部不宜施灸。

（4）施灸过程要防止燃烧的艾绒脱落烧伤皮肤和衣物。

3. 灸后的处理

施灸过量，时间过长，局部出现水疱，只要不擦破，可任其自然吸收，如水疱较大，可用消毒毫针刺破水疱，放出水液，再涂以龙胆紫。瘢痕灸者，在灸疮化脓期间，疮面局部勿用手搔，以保护痂皮，并保持清洁，防止感染。

第四章

推拿治疗方法

治法是在治则的指导下根据不同的病因、病情所采取的治疗大法。治法从属于治则，而比治则更具体，但比起针对具体病证的具体操作又原则得多。推拿治法针对推拿适宜病证特定的病因、病情而制定的包括手法和操作在内的治疗法则，对推拿临床起着指导作用。

中医学的治法很多。清代程国彭将其归纳为"汗、和、下、消、吐、清、温、补"八种基本治法，即所谓"医门八法"。推拿疗法作为一种外治法，治疗大法必然有其特殊性。《厘正按摩要术》将上述八法中的"消"法改为"泻"法。1960年上海中医学院附属推拿学校编写的《推拿学》针对推拿手法的特点总结出"温、通、补、泻、汗、和、散、清"八法，是目前推拿界普遍公认的推拿治法。

第一节　补法

补法是补益机体诸多不足的治法。补法适用于虚证。《内经》曰："虚则补之""损者益之"。补法能焕发或振奋人体各部器官组织，使其机能旺盛。推拿作为一种外治法，其补法的机制与中药内服之补法的补气、养血、滋阴、壮阳、益精有所不同。

一、整体调整脏腑

通过经络的整体调整作用和腧穴的特异性作用，起到益肾、健脾等振奋脏腑机能的作用。典型的推拿操作法有摩腹、摩丹田、掌振丹田、掌振心俞，按揉肾俞、脾俞、心俞、肺俞、肾俞、中脘、气海、关元等。一指禅推拿流派治疗"劳倦内伤"，内功推拿流派治疗"虚劳""肺痨"，都体现了扶正补虚的整体观。

二、局部流通气血

通过推拿手法的行气活血作用，使全身血液重新分配，解决局部血虚症状。《素问·调经论》曰："神不足者，视其虚络，按而致之……按摩勿释，著针勿斥，移气于不足，神气乃得复。"《素问·举痛论》曰："寒气客于背俞之脉则脉泣，脉泣则血虚，血虚则痛，其俞注于心，故相引而痛，按之则热气至，热气至则痛止矣。"针对"脉泣则血虚"的病机，推拿"虚络"或特定腧穴以补虚，即通过推拿治疗局部气血不足之虚证。清代吴师机《理瀹骈文》更进一步明确提出了"气血流通即是补，非必以参芪为补也"的观点。如颈项部的一指禅推法、拿法、拔伸法可改善脑部的血液供应，治疗椎基底动脉供血不足之眩晕等。

三、借助药物外治

借助药物外治，以达到补益的目的是推拿学的特色之一。选用具有补益作用的药物，炼制成膏，以手法操作助药力渗透，使药物经皮吸收，起到补益作用，最典型的是膏摩法。如《圣济总录》的"大补益摩膏"，《韩氏医通》的"外鹿髓丸"。《兰台轨范》亦有"有人专用丹溪摩腰方治形体之病，老人虚人极验"的记载。

实施补法，可以运用一指禅推法、缠法、摩法、擦法等推拿手法。

至于手法与补法的关系，《按摩十法》指出："按摩诸术，与金针之迎随补泻无二理。"即与针灸的"迎随""九六"补泻法没有两样。而摸法、推法、剁法、敲法等均有补泻之分。如推法中的补法，就是顺经络方向推之为补，即《内经》"随而济之"之意。清代小儿推拿著作多强调"缓摩为补"。《一指禅推拿说明书》认为缠法属于补法。

第二节　泻法

《灵枢·经脉》的"盛则泻之"，也称实则泻之，是广义的泻法，泛指驱邪外出之法。驱邪的途径有多种，发汗、催吐、排痰、通便、利尿均为泻法。《按摩十法》说："补泻不明，则按摩不灵。"古人认为按摩推拿主要有泻的作用。《圣济总录》论述按摩的作用时指出："大抵按摩法，每以开达抑遏为义。开达则壅蔽者以之发散，抑遏则剽悍者有所归宿。"《景岳全书》记载："导引可逐客邪于关节，按摩可驱浮淫于肌肉。"

推拿之泻法，一些内容已包含在本节的汗法、散法、清法等治法中，这里重点介绍针对里实证的泻下（攻下）法，主要有通便法和利尿法。

一、通便法

通便法是一种通过增强肠蠕动，促进大便排出的治法。《素问·阴阳应象大论》曰："中满者，泻之于内。"通便法针对胃肠实热积滞，燥屎内结，便秘不通、腹内结块、腹中疼痛、形体肥胖等里实之证，有通腑导滞、泄热排毒、减肥瘦身等功效。推拿通便主要通过两条途径：一是在腹部操作，直接刺激胃肠道，以顺时针方向摩揉腹部为主，重点在乙状结肠部操作，或选用抄腹震荡等手法；二是刺激有通腑排便作用的腧穴，如足三里、支沟、天枢、八髎、大肠俞等，通过增强胃肠道的蠕动功能来实现。

二、利尿法

利尿法是通过手法刺激，促进排尿的治法。利尿法针对小便不畅、小便不通之证，如小儿癃闭、术后、产后尿潴留等，也可通过促进小便而祛邪排毒。推拿利尿主要通过三条途径：

（1）是在下腹部操作，揉摩小腹，按压关元、中极、水道、归来，从上往下推压腹部中线，直接刺激膀胱，以利膀胱收缩而排尿。

（2）是在骶部操作，按揉腰骶角，按揉八髎、小肠俞、膀胱俞、中膂俞，通过神经 – 经络反射作用，调节膀胱括约肌与逼尿肌的协同作用，来实现排尿。

（3）是按揉股内收肌群和手法刺激三阴交、阴陵泉、昆仑等腧穴，通过经络系统增强泌尿功能。

第三节　温法

《素问·至真要大论》提出"寒者热之""劳者温之""损者温之"。温法，是指温散寒邪、回复阳气的治法。前者针对实寒，后者针对虚寒，故温法适用于一切寒证，主要指虚寒证、里寒证。如为表寒证，当以辛温解表的汗法治之。里寒证又可分为里实寒和里虚寒。里实寒证多因外寒循经络入里，客于脏腑或过食生冷而成，治宜温通、温散之法。里虚寒证每因素体阳虚，或久病伤阳所致，治宜温补、温振阳气。

适用于温法的手法，应选用产热效应高的手法，如擦法、摩法、振法，以及熨法、热敷法等。

一、温经止痛

温经止痛是温经通络，发散经脉寒邪的治法。常用推拿操作法有按压压痛点法、擦四肢法等。适用于以手足厥冷、肢体麻木、疼痛为主症的经脉虚寒证。《圣济总录》云："血气得温则宣通，得寒则凝泣。"《素问·举痛论》曰："按之则热气至，热气至则痛止矣。"王冰注云："手按之，则寒气散，小络缓，故痛止。"阐明了手法有温经散寒而止痛的作用。

二、温肺化痰

推拿操作可运用内功推拿流派的平推（擦）前胸后背法及按揉肺俞、定喘等。《幼幼集成》药物推熨胸背"暖痰法"亦可采用。主治咳嗽不止、痰涎稀白者。

三、温通心阳

推拿操作有按压心俞、掌振心俞、擦上背部等法。主治心律不齐、胸闷气短者。

四、温运脾胃

温运脾胃是温振脾胃阳气，祛除中焦寒邪的治法。治疗脾胃虚寒，胃寒痉挛、脘腹冷痛、呕吐溏泻、四肢不温等。推拿操作法有摩腹，摩中脘，擦脾俞、胃俞等。

五、温补肾阳

推拿操作法有擦八髎、擦命门、按揉肾俞、摩关元、推上三关等。主治子宫下垂、膀胱下垂、阳痿遗精、腰膝酸软、畏寒肢冷、性欲冷淡、耳鸣耳聋诸症。

六、温阳调经

推拿操作法有摩气海、关元，按曲骨、横骨，擦八髎、气海俞，热敷腰骶部等。主治女子痛经、月经不调、闭经、小腹冷痛。

第四节　通法

通法是推拿的特色治法。《素问·血气形志》曰："形数惊恐，经络不通，病生于不仁，治之以按摩醪药。"《医宗金鉴·正骨心法要旨》曰："按摩法：按者，谓以手往下抑之也。摩者，谓徐徐揉摩之也……按其经络，以通郁闭之气；摩其壅聚，以散瘀结之肿，其患可愈。"推拿应用通法主要针对的病机是经络之气不通、脏腑之气不通和诸窍闭塞不通而言。

一、通血脉

通血脉是针对血脉不通的治法。张志聪注《素问·金匮真言论》曰："按跷者，按摩导引阳气之通畅于四肢也。"《石室秘录》在论述摩法的作用时指出："法当以人手为之按摩，则气血流通，疾病易愈。"脉络瘀滞，血流不畅而致四肢肿胀者，以向心性手法通脉消肿，推而通之；经脉不畅，不能濡养脏腑、四肢，以按压动脉法、㨰法、离心性手法，推而通之。

二、通经筋

通经脉是针对经筋不通的治法。《太素·经筋》曰："筋自受病，通之为难，寒热自在于筋，病以痛为输（腧），不依余输（腧）也。"治之"以痛为腧"，以压痛点按压手法和㨰法为主，结合拉伸肌肉的拔伸法，可放松肌肉，治疗急慢性软组织疼痛及其相关征象。

三、通关节

通关节是针对关节不通的治法。邪侵关节，凝结不通，关节功能障碍，活动不利者，治宜通利关节。推拿治疗以摇法、屈伸法等被动运动手法为主，动而通之；或在做㨰法的同时配合有规律的关节被动运动；可运用拔伸法，拉伸关节周围的肌肉软组织，扩大关节间隙；可结合特殊的关节松动类手法，并指导患者做主动的关节活动锻炼。

四、通肺气

通肺气是针对肺气不通的治法。清代李用粹在《证治汇补》中指出："哮即痰喘之久而常发者，因内有壅塞之气，外有非时之感，膈有胶固之痰，三者相合，闭拒气道，搏击有声，发为哮病。"老年慢性支气管炎等慢性阻塞性呼吸道疾病，有一个显著的特点，就是痰阻气道，肺气不畅。推拿在化痰、排痰方面有其他疗法所不及的特点，其以背部的掌振法、掌拍法为主，借以振荡气道内的分泌物。张锡纯的《医学衷中参西录》有治疗"痰厥"的"点天突穴法"和"捏结喉法"。《幼科铁镜》还有一种指抵气海穴治喉内痰壅的手法。

五、通腑气

通腑气是针对腑气不通的治法。用于饮食积滞，大便秘结、肥胖、口臭、苔黄腻等。腑以通为顺，推拿通腑气宜顺脏腑运动方向予以摩腹、抄腹等法，能消食导滞，运而通之。

六、通乳腺

通乳腺是针对乳腺不通的治法。产后乳汁不下或乳少，可用手法通络催乳。金代医家张从正已经采用梳法通乳。《儒门事亲》云："用木梳梳乳，周回百余遍，则乳汁自下也。"通乳手法也适用于乳腺小叶增生、乳房发育不良、乳房松弛下垂。

七、通喉窍

通喉窍是针对喉窍不通的治法。推拿操作法中有一种特殊的喉科擒拿法，其模仿武术擒拿动作，拿捏患者的虎口、腋窝或锁骨上窝等处，并同时用力擎举上肢或做扩胸扳法，以减轻喉头水肿和疼痛，有利于呼吸、进药与饮食。主治急性乳蛾（腭扁桃体炎、水肿）等喉科急症。此法已濒于失传。

八、通鼻窍

通鼻窍是针对鼻窍不通的治法。传统推拿治疗鼻塞不通，一是局部取穴，按揉鼻和鼻窦附近的腧穴，如迎香、颧髎、睛明、山根、印堂、攒竹、神庭、上星等；二是采取摩顶法，《千金要方》和《外台秘要》均以摩顶、摩囟上治疗鼻塞流涕。《太平圣惠方》也以摩顶膏治疗成人和小儿的鼻塞。

九、通脑窍

通脑窍是针对清窍不通的治法。汉代张仲景的《金匮要略》就已记载以手法为主抢救自缢死。《肘后方》以掐人中（水沟穴）取醒抢救卒死尸厥。小儿推拿中抢救急惊风往往采用掐老龙、十宣、端正、威灵息风开窍。中医临床救治中风的实践，也证实早期推拿干预能醒脑开窍，对脑血管意外患者预后有重要作用。

十、通毛窍

通毛窍是针对腠理不通的治法。《万寿仙书》指出："按摩法能疏通毛窍，能运旋荣卫。"皮肤毛窍是人体内外物质交换的途径之一，也是祛邪外出的通道。毛囊、皮脂腺堵塞不通，会引起粉刺、疮疖等皮肤疾病。推法、擦法、摩法、拍法、膏摩等法均有助于宣通腠理。

第五节　汗法

汗法是指通过开泄腠理、调和营卫、发汗祛邪以解除表证的治疗方法，亦称解表法。汗法还有退热、透疹、祛风湿等作用。最初的汗法，用于外感表证。《厘正按摩要术》认为："是法于风寒外感最宜。"随着适应范围不断扩大，凡一切病邪在肌表，腠理闭塞之证，皆可用汗法治之。

《素问》有"其在皮者，汗而发之""体若燔炭，汗出而散"的记载。《素问·热论》曰："伤寒一日，巨阳受之，故头项痛，腰脊强。二日阳明受之，阳明主肉，其脉侠鼻络于目，故身热目疼而鼻干，不得卧也。三日少阳受之，少阳主胆，其脉循胁络于耳，故胸胁痛而耳聋。三阳经络皆受其病，而未入于脏者，故可汗而已""其未满三日者，可汗而已；其满三日者，可泄而已。"金元四大家之一的张从正力主攻邪，认为汗吐下三法可以赅尽治病之法。并将按摩、导引、针刺、灸、蒸、熏等有解表作用的疗法均列为汗法，扩大了汗法的范围。

汗法的适应病证，主要是表实证（太阳表证）：表现为脉浮紧无汗、恶寒发热、头项强痛、身疼腰痛，通过发汗，开泄腠理，疏通毛窍，可使病从表解。汗法还可以用于邪郁肌表的痱子、毛囊炎等皮部病证。

推拿疗法中的汗法，常采用擦法、推法、点法、拿法、熨法等刺激较强的手法，直接取汗，一般多在背部足太阳膀胱经、项部等部位操作，也采用膏摩的方法，或配合冬青膏、麻油、葱姜汁等介质推拿。汗法操作后腠理疏松，应注意温覆避风。

第六节　和法

和者，调和也。"和"是人体阴阳、气血、营卫、筋骨、脏腑、情志的动态平衡与和谐状态。《素问·生气通天论》云："是以圣人陈阴阳，筋脉和同，骨髓坚固，气血皆从。如是则内外调和，邪不能害，耳目聪明，气立如故。"《灵枢·本脏》云："血和则经脉流行，营覆阴阳，筋骨劲强，关节清利矣。卫气和则分肉解利，皮肤调柔，腠理致密矣。意志和则精神专注，魂魄不散，悔怒不起，五脏不受邪矣。寒温和则六腑化谷，风痹不作，经脉通利，肢节得安矣。此人之常平也。"

"常平"是生命的理想状态。人一旦脏腑功能失衡，气血阴阳不调，升降出入紊乱，即失去或偏离了"常平"状态，就是病态了。其治疗大法，就是"和法"。即使偏离和谐功能状态的矛盾双方复归于"常平"。故《素问·至真要大论》曰："谨察阴阳所在而调之，以平为期。"《素问·汤液醪醴论》曰："平治于权衡。"也就是《汉书·艺文志》方技略经方类小序说的"以通闭解结，反之于平"。

广义的"和法"，比较抽象。凡平衡阴阳，双向调节，均为和法。因推拿八法中已单列"补法""泻法"，且有形之邪，可以温、通、汗、清诸法治之，所以这里的"和法"适用于既非正气虚损，又非邪气侵害，也无内生的痰浊、瘀血、食积之类，主要针对无形之邪，或单纯性脏腑功能失调性疾病，也可用于调整亚健康状态。和法的推拿手法，一般宜柔和、温和、平稳、均匀，先重后轻，由重入轻，轻重有度，徐疾适中，平补平泻。

一、调和气血

《素问·调经论》曰："血气不和，百病乃变化而生。"《灵枢·终始》曰："故泻者迎之，补者随之，知迎知随，气可令和。和气之方，必通阴阳。"《厘正按摩要术》云："周于蕃曰：'揉以和之。'"揉法，以手宛转回环，宜轻宜缓，绕于其上也。是从摩法生出者。可以和气血，可以活筋络，而脏腑无闭塞之虞矣。常用调和气血的手法有推法、摩法、揉法、动脉按压法、摇法等。

二、和络舒筋

或久病入络，或劳损伤筋，而致筋急痉挛，筋翻筋短，牵掣作痛，甚则进一步引起内、妇科等诸多病证。当以推拿手法舒而缓之，松以和之，恢复经筋的正常弹性和运动功能，达到《素问·生气通天论》所说的"筋脉和同"状态。推拿治疗肌肉痉挛疼痛等经筋病证，通常直接刺激病变肌群，有时也采用治疗拮抗肌的办法。常用的缓急舒筋手法有按压法、擦法、拔伸法、拿法、弹拨法、叩击法等。

三、整复骨缝

脊柱、关节因各种原因而偏离常位，其微小者中医称为骨错缝。其急性者可能由单纯性的外力所致，而慢性者多与椎管外软组织损害关系密切。这种错缝能产生急慢性疼痛，或刺激周围的神经而产生类似于内脏疾病的征象。而X线或CT检查都无异常改变，临床可见局部的关节失和，更常见多关节、多脊柱节段的失和。推拿治疗之法，急性者可直接以关节复位手法或松动手法矫正，慢性者则往往需要治疗特定部位的软组织，达到筋柔骨正，动态平衡。

四、和解少阳

病在半表半里，寒热往来，古有和解少阳之法。推拿亦有类似小柴胡汤的功用。《推拿捷径》"推拿代药骈言"云："往来寒热，分阴阳，则汤代柴胡。"《理瀹骈文》则有"疟用柴胡擦背"法。推拿操作可取手足少阳经和章门、期门、间使等腧穴，搓胁、擦胁肋，小儿推拿复合操作法中的按弦走搓摩亦可采用。

五、调和胃肠

适用于胃肠不和之证。《素问·逆调论》曰："胃不和则卧不安。"推拿对于胃肠运动功能的作用，可用双向调节来概括。可使因胃肠蠕动亢进而便溏泄泻者止泻，亦可使胃肠蠕动抑制而便秘不通者通便。推拿对于消化腺的分泌也有双向调节作用。手法多取揉法、摩腹法、搓法、擦胁肋法：《石室秘录》主张摩腹"不可缓，不可急，不可重，不可轻，最难之事，总以中和为主"。

六、和气安神

推拿有很好的调和情志、宁心安神作用，对失眠证疗效颇佳。其治疗方法除了取具有宁心安神作用的腧穴，如神门、心俞等外，更重要的是通过放松全身肌肉来放松情绪，最后集中在头面部或腹部操作。手法宜由重到轻，平稳轻柔。

第七节　散法

《素问·至真要大论》有"抑者散之""结者散之"的记载。《素问·阴阳应象大论》曰："其实者，散而泻之"《景岳全书·论治》云："散者能驱散风邪暑湿之气，拨阴寒湿浊之毒，发散四肢之壅滞，除剪五脏（之）结伏，开肠和胃，行脉通经，莫过于散也。"

散，消散，发散也。散法既针对有形之结，如包块、瘰疬、积聚，为"结者散之"；亦可治疗无形之结，如肝气郁结、忧郁症，所谓"抑者散之"。

一、散气血凝结

《修昆仑证验》有"揉积"专论，认为病之稍显者，如皮紧、面鼓、项粗，稍重者如手足麻木、瘫痪、瘰疬、噎膈、耳聋、目糊，以及头尖、背驼、肩耸、手足痿痹等衰老症状，其病根皆在于"气血凝结"之"积"。而消"积"之法，莫过于"揉"。"凡有积滞，无不宜揉"，"通则无积"。揉的部位，主要在头面部，尤以颊车为重点，其次有眉心、百会、目眦、耳门、山根、颧髎，另外也很重视海底（会阴部）。《医宗金鉴》云："气血郁滞，为肿为痛，宜用按摩法，按其经络，以通郁闭之气，摩其壅聚，以散瘀结之肿，其患可愈。"并提出了用"振梃"拍击治疗"受伤之处，气血凝结，疼痛肿硬"的具体方法。

二、散经筋之结

筋结，主要指肌肉、肌筋膜张力过高之肌紧张、肌痉挛。一般可用手法触摸确诊，可见僵硬、结节、条索、肿胀等。治疗主要在压痛点、反应点行按压、揉、拿、缠、拔伸、弹拨、拍打等法。除了严重的肌挛缩无法逆转以外，大多数筋结均可经推拿而软坚散结。

三、散脏腑癥结

《石室秘录》云："脏腑癥结之法，以一人按其小腹揉之，不可缓，不可急，不可重，不可轻，最难之事，总以中和为主。揉之数千下乃止，觉腹中滚热，乃自家心中注定病，口微微嗽津，送下丹田气海，七次乃止。如是七日，癥结可消。"

清代《按摩经》记载："脐下气海穴，按之如石，此寒结气聚，积而不散，令人身困肢弱，昼夜不安。

用手法按、摩、揉、捩之引腰痛、外肾紧，按切无度，觉气发散，有余热投四肢，病块消矣。"

四、散肝气郁结

针对无形之结，如肝气郁结，情志抑郁，其推拿治疗，亦宜散法主之。手法有拍打法、搓法、揉法、摩法、擦法、缠法等。

第八节　清法

《素问·至真要大论》曰："热者寒之"，"温者清之。"清者，清其热也。清法是针对热邪，通过清热泻火，以清除外感、内生之热邪的治法。清法适用于外感热邪入里；或风、寒、湿之邪入里化热；或七情过极，气机失调，郁而化火；或痰湿瘀血，饮食积滞，积蓄化热；或阴液不足，阴虚阳亢等所致的里热证。不同的里热证临床表现虽然不尽相同，但都常见有发热、口渴、面红目赤、烦躁不宁、小便短赤、大便干燥、舌红苔黄而干燥、脉数等症状。

推拿清热，无药物苦寒伤及脾胃之虞。手法多以摩擦类、挤压类为主。介质多取凉开水、葱汁、滑石粉等。《幼幼集成》有以手法为主治疗小儿里热的"清里法""一切诸热，皆能退去"。外感表证中表热证的推拿治法，参见本节的"汗法"。

一、清营凉血

适用于里热证中属于营血热盛者。推拿操作有逆经重推脊柱，退下六腑等。清代《按摩经》有一种特殊的按压动脉法，按压或踩踏股动脉、腋动脉等大动脉搏动处片刻后突然抬起，以引"邪热下行"，患者可感觉"热气下降""邪热下行如风"，以达到"止沸去薪"之目的。

二、清热祛暑

适用于伤寒、温病及暑病气分热盛之里热证。以大热、大汗、大渴、脉洪大为临床要点。推拿操作选用按揉风池、太阳、大椎、肩井、推天柱骨等。

三、清腑导滞

适用于脏腑及其经脉热盛之里热证，包括心肺热盛、肝胆湿热、胃肠实热等。推拿操作时，应根据病变脏腑选择性的按揉心俞、肺俞、肝俞、胆俞、胃俞、大肠俞，顺时针方向摩腹，按揉次髎，小儿推拿中的"清五经""退下六腑"等操作法，均可选用。

四、滋阴清热

适用于阴虚火旺之虚热证。虚热与劳倦内伤、气血虚弱有关。推拿治疗，可借鉴一指禅推拿流派治疗劳倦内伤法和内功推拿法治疗，以肾经、脾经、任脉为主，取涌泉、太溪、气海、关元、丹田、背部五脏俞和膏肓俞等。小儿推拿中的"水底捞月""清天河水"亦可选用。

推拿治疗八法是推拿临床的总治法，每一治法各有其特定的含义，针对特定的病机。但推拿临床的病证是复杂多端的，病机的复杂性决定了绝大多数病证都不可能仅靠一法取效。通过法与法之间的关联配合，可以衍生出适应各种具体证候的治法。所以应用"推拿八法"必须灵活，而且往往需要组合为用。

第五章

肺系病证的针灸治疗

第一节　感冒

感冒是感受触冒风邪所引起的常见外感疾病。

初起多见鼻塞、流涕、喷嚏、声重、恶风，继则发热、咳嗽、咽痒或痛、头痛、身体不适等。本病一年四季均可发生，尤以冬春季节为多见。起病较急，病程短。

一、证候诊断

1. 风寒证

恶寒重，发热轻，无汗，头痛，肢体酸痛，鼻塞声重，时流清涕，喉痒咳嗽，咳痰稀薄色白，口不渴或喜热饮，舌苔薄白而润，脉浮或浮紧。

2. 风热证

身热较著，微恶风，汗泄不畅，头胀痛，咳嗽，痰黏或黄，咽燥，或咽喉红肿疼痛，鼻塞，流黄浊涕，口渴欲饮，舌边尖红，舌苔薄白微黄，脉浮数。

3. 暑湿证

身热，微恶风，汗出不畅，肢体酸重或疼痛，头昏重胀痛，咳嗽痰黏，鼻流浊涕，心烦口渴，或口中黏腻，渴不多饮，胸闷、泛恶，小便短赤，舌苔薄黄而腻，脉濡数。

二、病因病机

1. 病因

感冒主要由六淫之风邪侵袭肺卫皮毛所致，与气候突变、寒温失常以及体质的强弱等因素有关。以风邪为主因，风邪虽为六淫之首，在不同季节，往往与其当令之时气相合而伤人，常随时气而入侵，如春季多为感受风热，夏季感冒每多夹暑夹湿，秋季感冒多兼燥气，冬季多见感受风寒。若四时六气失常，非其时而有其气均可致病。非时之气夹时行病毒伤人，则更易引起发病且不限于季节性，病情多重，往往互为传染流行。

2. 病机

卫表不和与肺失宣肃是感冒的基本病机。风性轻扬，多犯上焦，肺处胸中，位于上焦，主呼吸，气道为出入升降的通路，喉为其系，开窍于鼻，外合皮毛，职司卫外，故外邪从口鼻、皮毛入侵，肺卫首当其冲，感邪之后，很快出现卫表及上焦肺系症状，以致卫表不和而见恶寒、发热、头痛、身痛；肺失宣肃而见鼻塞、流涕、咳嗽、咽痛。因病邪从表自上入，内合于肺，故尤以卫表不和为其主要方面。由于四时六气不同，以及人体素质的差异，故临床表现的证候有风寒、风热和暑湿兼夹之证。在病程中且可见寒与热的转化或错杂。若感受时行疫毒则病情多重，甚有变生他病者。

三、针灸治疗

（一）常用方案

1. 方案一

主穴：大椎、风池、肺俞、合谷。

配穴：头痛加太阳、印堂；痰多加天突、列缺；发热加曲池、耳尖；咽痛加少商；鼻塞加迎香；风寒加风门、外关；风热加尺泽、曲池；暑湿加委中、阴陵泉。

操作：大椎点刺出血拔罐，或灸法；风池、肺俞、合谷用泻法；肺俞可用拔罐或灸法。少商、耳尖点刺出血。余穴常规操作，均用泻法。

2. 方案二

主穴：大椎、风府、风池、风门、合谷。

配穴：头痛加太阳、印堂；发热加曲池、耳尖；咽痛加少商；鼻塞加迎香。

操作：大椎、风门点刺出血拔罐，或灸法；少商、耳尖点刺出血；余穴均用泻法。

（二）特种针灸疗法

1. 刺络拔罐

选穴：大椎、风门、身柱、肺俞。

方法：消毒后，用三棱针点刺，使其自然出血，待出血颜色转淡后，加火罐于穴位上，留罐10分钟后起罐，清洁局部并再次消毒针眼。本法适用于风热感冒。

2. 拔罐

选穴：大椎、身柱、大杼、肺俞。

方法：拔罐后留罐15分钟起罐，或用闪罐法，或走罐法。本法适用于风寒感冒。

3. 耳针

选穴：肺、内鼻、下屏尖、额。

方法：用中、强刺激。咽痛加咽喉、扁桃体，毫针刺。

4. 化脓灸

选穴：足三里、悬钟。

方法：涂抹蒜汁（或芦荟汁）后，上置艾炷点燃，局部起泡为度。

四、推拿治疗

1. 治则

实证以发汗解表，驱散外邪为主，虚证以扶正祛邪为主。

2. 取穴

以足太阳经、手太阳经、手阳明经腧穴为主，配以有关经脉腧穴，取中府、风门、肺俞、风池、外关、合谷、太阳、印堂、迎香、肩井等。

3. 操作手法

患者坐位，术者位于背后一侧，先用一指禅推法施于颈项部两侧风池穴，由上而下往返操作治疗2～5分钟。再转向前面推揉印堂、太阳、前额、头维，反复治疗3～5分钟，然后用拿按法施于风池、颈项两侧，以酸胀为宜。

患者坐位，术者先用平推法施于前胸部，自锁骨下缘逐次向下推至剑突下，往返操作治疗3～5遍。继用拇指按揉法施于大椎、风门、肺俞、支沟、尺泽、合谷诸穴，反复操作2～3分钟，以酸胀为度，最后用拿法施于肩井持续操作片刻，再搓揉肩背部、上胸部。

4. 随证加减

风寒束表者，加擦大椎，按揉丰隆，拿按曲池、外关诸穴；风热侵表者，加揉大杼，拿按鱼际，掐揉少商，按揉照海、丘墟诸穴；暑湿袭表者，加直推膻中、中脘，按揉孔最、足三里、丰隆、三阴交诸穴；

卫外不固者，加摩膻中、中脘、神阙、气海穴，按揉太渊、内关、足三里、三阴交、脾俞诸穴。

第二节　哮喘

哮喘又称哮喘病、哮病，是一种常见的反复发作的肺系疾患。它是由宿痰伏肺，复因外邪、饮食、情志、劳倦等因素，致气滞痰阻，气道挛急、狭窄而发病。以发作性喉中哮鸣有声，呼吸困难，甚则喘息不能平卧为主要表现。

本病相当于西医学的支气管哮喘。支气管哮喘是临床常见病与多发病，好发于秋冬季节及气候改变时，寒冷地区多于温暖地区。

一、证候诊断

（一）哮喘急性发作期

1. 寒哮证

呼吸气急，喉中哮鸣，胸闷憋气，咳嗽，咯白色泡沫样痰或白黏痰，或清稀痰，咯吐不爽，口不渴，或渴喜热饮，天冷或受风遇寒易发，形寒怕冷，舌质淡，苔白润或白滑，脉弦紧或浮紧。或伴有鼻痒，喷嚏，流清涕；或伴有恶寒重发热轻。

2. 热哮证

呼吸气急，喉中痰鸣如吼，烦闷不安，咳嗽阵发，咳痰色黄或色白，质稠厚，咯出困难，汗出，口干欲饮，不恶寒，舌质红，舌苔黄或黄腻，脉滑数或弦滑。或兼发热重恶寒轻。

3. 风哮证

发作突然，突发突止，喘促气急，喉中哮鸣有声，时有阵咳，痰量极少或无痰。发作前多有先兆，如鼻痒、咽痒、喷嚏。常有过敏史当接触致敏原而加重复发。舌谈苔白，脉弦。

4. 寒热错杂证

呼吸急促，喉中哮鸣，咳嗽，或咯黄痰，或咯白色稠痰，胶黏难咯，恶风畏寒，背部寒冷，喷嚏，鼻痒，口干欲饮，舌质红，苔白或苔黄，脉滑数，或浮紧。

5. 虚实错杂证

呼吸气急，喉中哮鸣，反复发作，日久不愈，胸闷憋气，咳痰色白，咳出不爽，舌淡，苔白，脉沉数。或兼见遇冷则喘重，自汗，恶风，面色㿠白，反复感冒；或兼见脘腹胀闷，纳呆，便溏，乏力；或兼见遇劳倦则发作或加重，动则喘甚，腰膝酸软无力，毛发枯槁不华，头晕耳鸣。

（二）哮喘缓解期

1. 肺虚

自汗、怕风、常易感冒，每因气候变化而诱发，发前打喷嚏，鼻塞流清涕，气短声低，或喉中偶有轻度哮鸣音，或偶咯白色或清稀痰，面色㿠白，舌质淡，苔薄白，脉细弱或虚大。

2. 脾虚

平素食少脘痞，大便不实，或食油腻易于腹泻，往往因饮食失当而诱发（包括过食酸咸厚味、饮酒等），倦怠，气短，语言无力。舌苔薄腻或白滑，脉细软。

3. 肾虚

平素短气息促，动则为甚，吸气不利，心慌，脑转耳鸣，腰酸腿软，劳累后哮喘易发。或畏寒肢冷，自汗，面色苍白，舌质胖嫩，苔白，脉沉细，或颧红，烦热，汗出黏手，舌质红少苔，脉细数。

肺虚、脾虚、肾虚虽有各自的特点，但临床每多错杂并见，表现为肺脾气应，或肺肾阴虚，脾肾阳虚等证。在辨证时宜结合不同的表现加以辨析。

二、病因病机

本病的基本病因为痰饮内伏，遇感诱发。若脏腑功能失调，肺不能布散津液，脾不能运化水津，肾不能蒸化水液，均可以凝聚成痰。小儿每因反复感受时邪而引起；成年人多由久病咳嗽而形成。脾失健运，聚湿生痰，或偏嗜咸味、肥腻或进食虾蟹鱼腥，以及情志、劳倦等，均可引动蕴伏在肺之痰饮，痰饮阻塞气道，肺气升降失常，而发为痰鸣哮喘。发作期气阻痰壅，阻塞气道，表现为邪实证；如反复发作，必致肺气耗损，久则累及脾肾，故在缓解期多见虚象。病位在肺，与脾、肾有关，基本病机是痰气搏结，壅阻气道，肺失宣降。

三、针灸治疗

（一）常用方案

1. 方案一（针刺、艾灸为主）

选穴：发作期用风门、肺俞、膈俞、尺泽、孔最、列缺、天突、鱼际。缓解期用风门、肺俞、膏肓、脾俞、肾俞、关元、气海、足三里。

方法：发作期以泻法为主，肺俞、风门可连接电针，得气后留针30分钟，每天1次，10次为一疗程。缓解期主要选用灸法，施予艾条灸，每次选用3～5穴，灸至皮肤潮红为度。每天1次，10次为一疗程，疗程间休息1～2天，连续灸治3～6个月。

2. 方案二（穴位贴敷，主要用于缓解期）

选穴：肺俞、心俞、膈俞。

方法：选用药物白芥子、元胡各20克，甘遂、细辛各12克，碾成细末，以鲜生姜汁适量将药末调成稠糊状，每穴用量约蚕豆大小，压成饼状，进行贴敷。初伏第1天贴敷第1次，以后每隔10天贴敷1次，一般每次贴敷保持2～4小时即可取下，贴敷3次为1个疗程。选晴热天贴治更好，连续治疗3年。

3. 方案三（穴位注射）

选穴：发作期用定喘、肺俞、膻中。缓解期用肺俞、脾俞、足三里、肾俞。

方法：发作期选用肾上腺素注射液，缓解期选用黄芪注射液或当归注射液，每穴注入0.5～1 mL，每周1～2次。

4. 方案四（耳针）

选穴：发作期用肺、支气管、平喘、内鼻、交感、神门、肾、枕。缓解期用肾、脾、肺、胃、内分泌。

方法：王不留行籽压丸法，双耳轮换选用，3天更换1次。一般急性期治疗2周为一个疗程，缓解期治疗1个月为一个疗程。

5. 方案五（皮肤针）

选穴：发作期用胸部（1～8肋两侧条索或压痛处）、腰部（泡状软性物）、前后肋间、剑突下、后颈部、气管两侧、孔最、天宗、天突、大小鱼际。缓解期用肘关节以下肺经、膝关节以下脾经循行线、气管两侧、后颈及胸腰部（条索或压痛或阳软肿物处）。

方法：发作期重刺激，一日治疗2～3次；缓解期中等强度刺激，每天治疗1次，7次为1疗程，疗程间休息1～2天。

（二）特种针灸疗法

1. 穴位贴敷

选穴：肺俞、膏肓、膻中、定喘。

方法：用白芥子30克，甘遂15克，细辛15克共为细末，用生姜汁调药成糊状，制成药饼如蚕豆大，上放少许丁桂散，敷于穴位上，用胶布固定。贴30～60分钟后取掉，以局部有红晕微痛为度。

2. 电针

选穴：主穴选肺俞、孔最、鱼际、定喘。配穴用合谷、天突、膻中、内关。

方法：每次选2～4穴，各穴交替使用，选用疏密波，每次治疗30分钟，每天1次，10次为一疗程，疗程间休息1～2天。

四、推拿治疗

1. 治则

温肺散寒，豁痰平喘。

2. 取穴

以手太阴、足太阳、手阳明经为主，配以有关经脉腧穴。取风门、肺俞、尺泽、列缺、中府、云门、风池、合谷、外关、天突、桥弓、印堂、肩井等。

3. 操作手法

患者坐于方凳上，术者位于一侧，用一手五指扶住头顶部以显露颈项，用另一手拇指指腹桡侧面推桥弓穴，自上而下反复操作治疗 20 ~ 30 次，转身换手推另一侧桥弓穴 20 ~ 30 次。继用两手拇指螺纹面，自印堂向两侧太阳穴分推，自内向外、由下向上逐次反复操作 3 ~ 5 遍。再沿一侧头部胆经路线，用拇指扫散法自头维向后做散法，治疗 5 ~ 7 遍，再换手操作另一侧头部，反复操作治疗 5 ~ 7 遍。

承上势，术者位于其背后，先用五指拿法于头顶部沿督脉、膀胱经、胆经路线，从上额部拿至枕部，自枕部、颈部转为三指拿法，反复操作 3 ~ 5 遍，此法亦称拿五经。继用勾法施于头部两侧胆经路线，两手分别自头维穴勾抹至枕后风池穴，反复操作 3 ~ 5 遍。接着以拇、食两指拿按两侧风池穴 3 ~ 5 次，按揉中府、云门、风门、肺俞诸穴，拿肩井，反复操作 2 ~ 3 分钟。继以拍打背部两侧膀胱经自上而下 2 ~ 3 次。

体位同上，术者先用掌擦法施于肩背部，横擦上背肩胛骨区，反复操作直至皮肤发热为度，再擦前胸和胁肋部，上下往返操作治疗 3 ~ 5 遍，治疗重点以中府、云门、天突、风门、肺俞诸穴为主。然后用拿揉法施于尺泽、外关、列缺、合谷等穴，反复操作 1 ~ 3 分钟，以搓法、抖法施于上肢结束治疗。

4. 随证加减

冷哮者，加推印堂，揉太阳、迎香，按尺泽、外关，掐揉列缺，擦或热敷肺俞诸穴；热喘者，加扫散角孙，推桥弓，按孔最、内关、鱼际，掐揉少商，按阳陵泉、丰隆，点太冲、行间诸穴；肺气虚者，加平推脘腹，按揉中脘、肺俞、胃俞、足三里、三阴交诸穴；胃气虚者，加平推小腹，掌振气海、关元，横擦肾俞、命门、八髎，按揉太渊、神门、太溪、足三里、三阴交、涌泉诸穴。

第三节　咳嗽

咳嗽是肺系疾病的主要症状之一。"咳"指有声无痰，"嗽"指有痰无声。临床一般声、痰并见，故统称咳嗽。根据病因可分为外感咳嗽和内伤咳嗽两大类。外感咳嗽是外感风寒、风热之邪，使肺失宣降，肺气上逆而致。内伤咳嗽多为脏腑功能失调所致，如肺阴亏损，失于清润；或脾虚失运，聚湿生痰，上渍于肺，肺气不宣；或肝气郁结，气郁化火，火盛灼肺，阻碍清肃；或肾失摄纳，肺气上逆，均可导致咳嗽。

西医学的上呼吸道感染、急慢性支气管炎、支气管扩张、肺炎、肺结核等的咳嗽症状属于本病范畴。

一、辨证

本病以咳嗽为主要症状，临床根据病因的不同分为外感咳嗽和内伤咳嗽。

（一）外感咳嗽

咳嗽病程较短，起病急骤，多兼有表证。

1. 外感风寒

咳嗽声重，咽喉作痒，咯痰色白、稀薄，头痛发热，鼻塞流涕，形寒无汗，肢体酸楚，苔薄白，脉浮紧。

2. 外感风热

咳嗽气粗，咯痰黏稠、色黄，咽痛，或声音嘶哑，身热头痛，汗出恶风，舌尖红，苔薄黄，脉浮数。

（二）内伤咳嗽

咳嗽起病缓慢，病程较长，可兼脏腑功能失调症状。

1. 痰湿侵肺

咳嗽痰多色白，呈泡沫状，易于咯出，脘腹胀闷，神疲纳差，舌淡苔白腻，脉濡滑。

2. 肝火灼肺

气逆咳嗽，阵阵而作，面赤咽干，目赤口苦，痰少而黏，不易咯吐，引胁作痛，舌边尖红，苔薄黄少津，脉弦数。

3. 肺阴亏损

干咳，咳声短促，以午后黄昏为剧，少痰，或痰中带血，潮热盗汗，形体消瘦，两颊红赤，神疲乏力，舌红少苔，脉细数。

二、治疗

（一）针灸治疗

1. 外感咳嗽

治则：疏风解表，宣肺止咳。以手太阴经穴为主。

主穴：肺俞、中府、列缺。

配穴：外感风寒者，加风门、合谷；外感风热者，加大椎。

操作：毫针泻法，风热可疾刺，风寒留针或针灸并用，或针后在背部腧穴拔罐。中府、风门、肺俞等背部穴不可深刺，以免伤及内脏。

方义：咳嗽病变在肺，按俞募配穴法取肺俞、中府以理肺止咳、宣肺化痰；列缺为肺之络穴，可散风祛邪，宣肺解表。

2. 内伤咳嗽

治则：肃肺理气，止咳化痰。以手、足太阴经穴为主。

主穴：肺俞、太渊、三阴交、天突。

配穴：痰湿侵肺者，加丰隆、阴陵泉；肝火灼肺者，加行间；肺阴亏虚者，加膏肓。

操作：主穴用平补平泻法，可配用灸法。

方义：内伤咳嗽易耗伤气阴，使肺失清肃，故取肺俞调理肺气；太渊为肺经原穴，可肃肺、理气、化痰；三阴交可疏肝健脾，化痰止咳；天突为局部选穴，可疏导咽部经气，降气止咳。四穴合用，共奏肃肺理气、止咳化痰之功。

（二）其他治疗

1. 穴位注射

选定喘、大杼、风门、肺俞，用维生素 B_1 注射液或胎盘注射液，每次取 1～2 穴，每穴注入药液 0.5 mL，选穴由上而下依次轮换，隔天 1 次。本法用于慢性咳嗽。

2. 穴位贴敷

选肺俞、定喘、风门、膻中、丰隆，用白附子（16%）、洋金花（48%）、川椒（33%）、樟脑（3%）制成粉末。将药粉少许置穴位上，用胶布贴敷，每 3～4 小时更换 1 次，最好在三伏天应用。亦可用白芥子、甘遂、细辛、丁香、苍术、川芎等量研成细粉，加入基质，调成糊状，制成直径 1 cm 圆饼，贴在穴位上，用胶布固定，每 3～4 小时更换 1 次，5 次为 1 疗程。

扫码领取
• 中医理论
• 养生方法
• 健康自测
• 书单推荐

第六章

心脑病证的针灸治疗

第一节　心悸

心悸是指患者自觉心中悸动，惊慌不安，甚则不能自主的一种病证。本病可在多种疾病中出现，常与失眠、健忘、眩晕、耳鸣等并存。本证的发生多因久病体虚、忧思惊恐、劳倦、汗出受邪等，使心失所养，或邪扰心神，致心跳异常，悸动不安。

西医学的某些器质性或功能性疾病如冠心病、风湿性心脏病、高血压性心脏病、肺源性心脏病、各种心律失常以及贫血、低钾血症、心脏神经官能症等出现心悸属于本病的范畴。

一、辨证

本病以自觉心跳心慌，时作时息，并有善惊易恐，坐卧不安，甚则不能自主为主要症状。根据临床表现不同分为心虚胆怯、心脾两虚、阴虚火旺、心脉瘀阻和水气凌心型。

1. 心虚胆怯

惊悸不安，因惊恐而发，气短自汗，神疲乏力，少寐多梦，舌淡苔薄，脉细数。

2. 心脾两虚

心悸不安，头晕目眩，易出汗，纳差乏力，面色淡，失眠健忘，多梦，舌淡苔薄白，脉细弱。

3. 阴虚火旺

心烦少寐，头晕目眩，耳鸣腰酸，遗精盗汗，口干，舌红苔薄白，脉细数。

4. 心脉瘀阻

胸闷心痛阵发，气短乏力，舌紫黯或有瘀斑，脉沉细或结代。

5. 水气凌心

胸闷气喘，不能平卧，咯吐大量泡沫痰涎，形寒肢冷，面浮肢肿，舌淡苔白滑，脉沉细。

二、治疗

（一）针灸治疗

治则：调理心气，安神定悸。以手厥阴、手少阴经穴位为主。

主穴：内关、郄门、神门、巨阙、心俞。

配穴：心虚胆怯者，加胆俞、通里；心脾两虚者，加脾俞、足三里；阴虚火旺者，加肾俞、太溪；心脉瘀阻者，加膻中、膈俞；水气凌心者，加膻中、神阙、气海。

操作：内关、郄门、神门用泻法或平补平泻法；心俞、巨阙用补法。

方义：内关系心包经络穴，配郄穴郄门可调理心气，疏导气血；心经原穴神门，可宁心安神定悸；心之募穴巨阙，可益心气，宁心神，理心气；心俞可补益心气，调理气机，镇惊宁神。

（二）其他治疗

1. 穴位注射

选穴参照体针治疗，用维生素 B_1 或 B_{12} 注射液，每穴注射 0.5 mL，隔天 1 次。

2. 耳针

选交感、神门、心、脾、肝、胆、肾等，毫针刺，轻刺激。亦可用揿针埋藏或用王不留行籽贴压。

第二节 胸痹

胸痹是由邪痹心络，气血不畅而致胸闷疼痛，短气不得卧等为主症的心脉疾病。轻者胸闷或胸部隐痛，发作短暂；重者心痛彻背，背痛彻心，喘息不得卧，痛引左肩或左臂内侧。常伴有心悸气短，呼吸不畅，甚则喘促，面色苍白，冷汗淋漓等。

胸痹为中医内科临床常见的一种疾病，其临床表现与西医的冠状动脉粥样硬化性心脏病心绞痛相似。

一、证候诊断

1. 心气亏虚证

隐痛阵作，气短乏力，神疲自汗。面色少华，纳差脘胀。舌质淡苔薄白，脉沉细或代促。

2. 心阴不足证

忧思隐痛，五心烦热，口干多梦。眩晕耳鸣，惊惕潮热。舌质红少苔或苔薄黄，脉细数或代促。

3. 心阳不振证

闷痛时作，形寒心悸，面白肢冷。精神倦怠，自汗肿胀。舌质淡胖，苔薄白，脉沉细或沉迟或结代，甚则脉微欲绝。

4. 痰浊闭塞证

闷痛痞满，口黏乏味，纳呆脘胀。头重身困，恶心呕吐，痰多体胖。苔腻或白滑或黄，脉滑或数。

5. 心血瘀阻证

定处刺痛，面晦唇青，怔忡不宁。爪甲发青，发枯肤燥。舌质紫黯或见瘀斑，或舌下脉络紫胀，脉涩或结代。

6. 寒凝气滞证

遇寒则痛，彻背掣肩，手足欠温。畏寒口淡，胁胀急躁。舌质淡苔白，脉沉迟或弦紧或代。

二、病因病机

（一）病因

1. 病因

中医认为心、肝、脾（胃）、肾等诸脏亏虚、功能失调是胸痹发生的根本原因。心为五脏六腑之主，主血脉，推动血液的运行。若心气、心阳亏虚，无力鼓动血液运行，则血脉失于温煦，发为心痛；若心血、心阴亏虚，则心脉失于濡养，亦可发生心痛。脾胃同属中焦，主运化、受纳，为后天之本，气血生化之源，若脾胃功能失调，一则气血生化乏源，致心之气血亏虚；二则可致运化失司，水湿聚而成痰，痰浊闭阻心脉，均可致心痛。肝藏血，主疏泄条达，若肝失条达，肝气郁结，致气滞血瘀，心血运行不畅，亦可发为心痛。肾为先天之本，内寄真阴真阳，为五脏阴阳之根本，若肾阳亏虚，不能温煦心阳，致心阳不足，血脉失于温运，痹阻不畅皆可致胸痹。肾阴不足，不能上济予心，致心火旺盛，而阴血暗耗，心脉失于濡养而发心痛。

2. 诱发因素

感受寒邪、七情内伤、劳逸失度、饮食失调等因素常可诱发胸痹发病，或加重病情。若外感寒邪，损伤心阳，可致心脉凝涩，气血闭塞不通而发心痛。若内伤七情可使心肝之气郁结，气滞血瘀，心脉运行不畅而发心痛。过度的体力劳动或脑力劳动皆可耗伤元气，致心气亏虚，运血无力，心脉失养而发心痛。饮食失常，饥饱失度或过嗜肥甘、偏嗜咸食，嗜好烟酒，皆可损及脾胃，致运化失常，痰浊内生，闭阻心脉而发心痛。

（二）病机

其病位在心，但与肝、脾、肾三脏功能的失调有密切的关系。其病性有虚实两方面，常常为本虚标实，虚实夹杂，虚者多见气虚、血虚、阴虚、阳虚，尤以气虚、阳虚多见；实者多见气滞、寒凝、痰浊、血瘀，并可交互为患，其中又以血瘀、痰浊多见。但虚实两方面均以心脉痹阻不畅，不通则痛为病机关键。发作期以标实为主，缓解期以本虚为主。实证多见痰阻、寒凝、血瘀，所致心阳被遏，血行不畅；虚证由于心脾气血亏虚，肝肾精血不足，无以上奉心君，心脉失养。

三、针灸治疗

（一）常用方案

1. 方案一

选穴：主穴选膻中、心俞、厥阴俞、内关、大陵。配穴选血瘀加膈俞、血海、太冲；痰浊加阴陵泉、丰隆；气虚加气海；血虚阴虚加三阴交、足三里。

方法：内关穴用提插或捻转泻法持续操作1分钟，心俞、厥阴俞、膈俞可刺络拔罐；气虚时气海穴用灸法。每天1次，10次为一个疗程，连续治疗2～3个疗程。

2. 方案二

选穴：主穴选巨阙、膻中、心俞、膈俞、阴郄、内关。配穴选寒凝心脉加厥阴俞；痰浊内阻加中脘、丰隆；心气虚弱加神门、气海；心肾阴虚加三阴交、太溪；心肾阳虚加肾俞、命门；舌紫暗加中冲、少冲。

方法：内关穴用提插或捻转泻法持续操作1分钟，心俞、膈俞可刺络拔罐；寒凝时胸背部穴位应用灸法；气虚时气海穴用灸法。瘀血症状明显者，背部穴位及中冲、少冲等用刺络法。每天1次，10次为一个疗程，连续治疗2～3个疗程。

（二）特种针灸法

1. 穴位注射

选穴：主穴选心俞、厥阴俞。配穴选内关、间使。

方法：每天交替取两穴。每穴注射复方丹参注射液或川芎注射0.5～1mL，15～20次为一个疗程。

2. 耳针

选穴：主穴选心、小肠、皮质下、交感为主。配穴选脑点、肺、肝、胸、降压沟、兴奋点等。

方法：每次选3～5穴。针入后接电脉冲治疗仪，治疗20～30分钟，留针1小时，隔天1次，12次为一个疗程。

3. 刺络拔罐法

选穴：选双侧厥阴俞及其附近寻找压痛敏感点，至阳、天池（左）、灵墟（左）、膻中。

方法：三棱针点刺后拔罐，留罐10～15分钟，隔天施术1次。10次为一个疗程。

4. 梅花针

选穴：心经、心包经、心俞、厥阴俞。

方法：用梅花针扣刺，局部潮红为度，每天1次，10次为一个疗程。

四、推拿治疗

1. 治则

胸痹心痛属本虚标实之证，临床应以活血化瘀、祛邪通阳为治标之大法，温阳益气、补肾养心为扶正固本之则。

2. 取穴

以手少阴心经、手厥阴心包经、足太阴脾经为主，以足太阳膀胱经为辅。取心俞、膈俞、肾俞、督俞、膻中、巨阙、间使、内关、神门、三阴交、血海、太白、公孙等穴。

3. 操作手法

患者仰卧位，术者位于一侧，先用一指禅推法施于胸部，沿心脏区域反复操作治疗3～5分钟。继用按揉法施于巨阙、膻中、乳根、乳旁、阿是穴诸穴，持续按揉 1 ~ 3 分钟。再用直平推法施于胸胁部，自锁骨下缘沿肋缘由内向外逐次下推至平剑突，往返操作 5 ~ 7 遍。然后用按揉法施于双侧内关、间使、神门诸穴，2 分钟左右，以酸胀为度。

患者仰卧位，术者位于一侧，先用一指禅推法施于背部，沿膀胱经路线，自大椎开始向下至肾俞穴，上下往返操作 3 ~ 5 分钟。继用平推法施于背部，先中间后两侧，由上至下反复平推治疗 3 ~ 5 分钟。再用拇指按揉法施于心俞、膈俞、脾俞、督俞、肾俞诸穴，反复操作 1 ~ 3 分钟，以心俞、至阳为主，以酸胀为度。最后以鱼际擦法施于上部，沿督脉、膀胱经路线，上下往返操作，直至皮肤色红、热透入里为度。治疗以心俞、膈俞、脾俞为主。

4. 随证加减

痰浊内阻者，加揉中脘、脾俞、三焦俞，按足三里、丰隆、内庭诸穴；寒凝心脉者，加拿风池、风府、肩井，按揉肺俞、曲池、合谷、大椎诸穴；心肾阳虚者，加擦肾俞、命门、志室、八髎诸穴；心肾阴虚者，加揉关元、气海，按揉足三里、三阴交、太白、太溪、内关诸穴。

第三节 眩晕

眩晕是以头晕、眼花为主症的一类病证。眩即眼花或眼前黑蒙；晕即头晕，感觉到自身或外界景物旋转，两者常同时并见，故统称为"眩晕"。其轻者闭目可止，重者如坐舟船，旋转不定，不能站立，或伴有恶心、呕吐、汗出、面色苍白等症状，严重者可突然仆倒。眩晕为临床常见的病证之一，多见于中老年人，亦可发于青年人。本病可反复发作，妨碍正常工作及生活，严重者可发展为中风或厥证、脱证，甚至危及生命。

一、证候诊断

1. 风邪上扰证

眩晕，头身痛，发热恶寒（或恶风），鼻塞流涕。或伴恶寒重发热轻，鼻流清涕，苔薄白，脉浮紧；或伴发热重，微恶风，咽喉红肿，口渴，汗出，溲赤，苔薄黄，脉浮数；或兼见咽干口渴，干咳少痰，苔薄，脉浮；或伴身重头如裹，胸脘闷满，苔薄腻，脉濡。

2. 少阳邪郁证

眩晕，口苦咽干，心烦喜呕。兼寒热往来，胸胁苦满，默默不欲饮食，苔薄，脉弦。

3. 肝阳上亢证

眩晕，头胀痛，易怒。面红，目赤，口苦，少寐多梦，舌质红苔黄，脉弦。

4. 痰浊中阻证

头晕，头重如裹，胸闷。恶心而时吐痰涎，少食而多思睡，舌胖苔浊腻或厚腻而润，脉滑或弦滑，或脉濡缓。

5. 气血亏虚证

头晕目眩，劳累则甚，气短声低，神疲懒言，面色㿠白，唇甲苍白。心悸少寐，纳少体倦，舌淡胖嫩，且边有齿印，苔少或薄，脉细或虚弱。

6. 肾精不足证

头晕而空，精神萎靡，失眠，多梦，健忘，腰膝酸软，齿摇，耳鸣。遗精滑泄，发枯脱落，颧红，咽干，形瘦，舌嫩红，苔少或光剥，脉细数。

7. 瘀血内阻证

眩晕时作，反复不愈，头痛，唇甲紫黯。伴有善忘、夜寐不安、心悸、精神不振及肌肤甲错，舌边及舌面有瘀点、瘀斑等，脉弦涩或细涩。

二、病因病机

眩晕以内伤为主，多由虚损所致。本病多由于素体肾亏，纵情无节或久病伤阴，以致肾阴不足，肝失所养，肝火上逆，血随气升，气血停聚耳窍；或由长期忧郁恼怒，气郁化火，使肝阴暗耗，风阳升动而发；而思虑劳倦、饮食不节则伤脾，脾失健运，聚湿生痰，阻滞气机，肝失条达，脾虚肝旺，痰湿随肝气上逆，扰动清窍而发病，故本病呈现本虚标实之象，标实是指风（肝风）、火、痰为患；本虚是指阴阳气血亏虚。病变脏腑主要责之于肝、脾、肾三脏。

三、针灸治疗

（一）常用方案

1. 方案一

选穴：百会、风府、风池、翳风、听宫、太冲、太溪、丰隆。

方法：穴取百会，向后平刺，小幅度高频率捻转1分钟；风府穴坐位低头取穴，进针1寸，轻提插泻法，不留针；风池穴向外耳道斜刺1～1.5寸，施捻转泻法1分钟；翳风直刺3寸；听宫张口取穴，直刺1～1.5寸；太冲直刺1寸，施捻转泻法1分钟；太溪直刺1寸，捻转补法1分钟，丰隆直刺1.5寸，施捻转泻法。留针30分钟，每天1次。

2. 方案二

选穴：百会。

方法：将艾炷直接置于百会穴上，燃至无烟时，术者用薄纸片将其压熄，压力由轻到重，每次压灸25～30壮，使患者自觉有热力从头皮渗入脑内的舒适感。本病急性发作时，部分患者百会穴按压为麻木的感觉，可作为本病的特殊反应点。

3. 方案三

选穴：风池、天柱、百会、左神聪、右神聪，晕听区。

耳针：内耳、眩晕点（胃下方）、肾、脑点、肝、神门；配穴选中耳、胃、脾、心、交感、枕。

方法：取双侧晕听区，用三根针，先向耳尖方向刺入1～1.2寸，再向前、向后各2cm处针体与头皮30°夹角进针，分别向耳尖方向刺入1.2寸，此三针呈扇形排列，百会、左神聪、右神聪穴向后平刺0.8寸，双风池穴向对侧眼睛方向斜刺0.8寸，双侧天柱穴直刺0.8寸，留针30分钟。

耳针每次取5个主穴，然后辨证取2个配穴，伴形体肥胖呕吐加脾、胃；伴心悸不宁，出冷汗加心、交感；伴耳聋、耳鸣、眼花加中耳、枕、眼。每天按压3次，每次每个穴位刺激2分钟，两耳交替。

（二）特种针灸疗法

1. 腹针

选穴：关元、商曲、气穴。心脾两虚加中脘、下脘、气海、食仓、梁门；肝肾阴虚加气海、中脘、阴都；风阳上扰加中脘、下脘、大横。痰浊上扰加中脘、下脘、梁门。

方法：直刺，快进针，只捻转不提插，视病程长短，身体强弱，在天、地、人三部（表浅、中度、深度）配以三角针、梅花针法。虚证刺激略弱，辅以艾灸神阙，以补其虚。实证刺激略强。

2. 梅花针

选穴：督脉经大椎，中枢（第1～10胸椎）及百会穴。

方法：使用叩刺法，频率每分钟50次，每次轻刺皮肤立即弹起。

3. 眼针

选穴：肝阳上亢型主穴选上焦穴，配穴选肝区、肾区，体针配穴选行间、太阳、印堂。气血亏虚型主穴选上焦穴，配穴选肝区穴、心区穴、脾区穴，体针配穴选心俞、脾俞、足三里。肾阴不足型主穴选上焦穴，眼针配穴选肝区穴、肾区穴，体针配穴选太溪、三阴交、肾俞。痰湿中阻型主穴选上焦穴，眼针配穴选肝区穴、脾区穴、中焦穴，体针配穴选丰隆、足三里、三阴交。

方法：眶外横刺，在眶内缘上5mm内，从穴区的一侧进针斜向另一侧，刺入3～5分，通过真皮到达皮下，不要穿越穴区范围，留针10分钟，每天1次。眶内直刺，嘱患者闭目，医者左手将眼球轻轻推向上方，右手持针紧靠眶缘的穴位直刺5分，不提插，不捻转，留针10分钟。

四、推拿治疗

1. 治则

化痰祛湿，调和气血，清利头目。

2. 取穴

以足太阴脾经、足阳明胃经、足厥阴肝经、足少阴肾经及其募穴为主。取太阳、百会、上星、角孙、脑空、风池、风府、风门、肩井、大椎、内关、神门、膻中、心俞、肝俞、足三里、三阴交等穴。

3. 操作手法

患者坐位，术者位于其背后，先用五指拿法施于头部，自前发际沿头五经拿至头后脑空穴后转为三指拿颈项两侧，反复操作 1 ~ 2 分钟，以有酸胀感为佳。

承上势，术者用拇指扫散法施于头部两侧，自头维至角孙，到头后枕侧，往返操作 7 ~ 10 遍，先左侧后右侧。继之用拇指按揉百会、上星、太阳、印堂诸穴 2 ~ 3 分钟。再用双手拇指自印堂、攒竹沿眉弓分推至两太阳穴，反复操作 5 ~ 7 次。手法以轻快柔和为准。

患者仰卧位，术者位于某一侧，先用一指禅推法施于背脊部，自大椎穴向下推至肾俞穴，上下往返治疗 5 ~ 7 遍。继之用掌平推法施于上背部及两侧膀胱经路线，左右及上下反复平推 2 ~ 3 分钟。再用拇指按揉心俞、肝俞、脾俞、肾俞诸穴，反复操作 2 ~ 3 分钟，均以有酸胀感为宜。

患者坐位，术者用三指直推膻中穴，反复操作 1 ~ 2 分钟，继用拿揉法施于内关、神门、合谷、足三里、三阴交诸穴 1 ~ 2 分钟，拿肩井穴片刻，最后搓拍肩背部，治疗片刻。

4. 随证加减

风阳上扰者，加重扫散角孙，直推桥弓，点按缺盆，平推两胁肋部，以右侧为主，点期门、章门、太冲、行间、大敦诸穴；痰浊上蒙者，加平推脘腹部，以左侧为主，按揉中脘、建里、水道、梁门、丰隆、太白、公孙诸穴；气血亏虚者，加顺时针掌摩腹，掌擦气海穴，擦脾俞、胃俞穴，按揉血海、阴陵泉穴；肝肾阴虚者，加平推腰骶部和少腹部，掌振关元穴，按揉肾俞、志室、命门、太溪、水泉、阴谷诸穴。

第四节　头痛

头痛又称"头风"，是指以头部疼痛为主要临床表现的一类病症。五脏六腑之气血皆上会于头，若外邪侵袭或内伤诸疾导致头部经络功能失常、气血失调、脉络不通、脑失所养等，均可导致头痛。

西医学中的偏头痛、三叉神经性头痛等，均可参照本篇辨证论治。

一、证候诊断

（一）外感头痛

1. 风寒型

头痛起病较急，其痛如破，连及项背，恶风畏寒，遇风尤剧，口不渴，苔薄白，脉浮紧。

2. 风热型

头痛而胀，甚则头痛如裂，发热或恶风，口渴欲饮，面红目赤，便秘溲黄，舌红苔黄，脉浮数。

3. 风湿型

头痛如裹，肢体困重，胸闷纳呆，小便不利，大便或溏，苔白腻，脉濡滑。

（二）内伤头痛

1. 肝阳型

头胀痛而眩，心烦易怒，胁痛，夜眠不宁，口苦，舌红苔薄黄，脉沉弦有力。

2. 肾虚型

头痛而空，每兼眩晕，腰痛酸软，神疲乏力，遗精，带下，耳鸣，少寐，舌红少苔，脉沉细无力。

3. 气血虚型

头痛而晕，心悸不宁，遇劳则重，自汗，气短，畏风，神疲乏力，面色㿠白，舌淡苔薄白，脉沉细而弱。

4. 痰浊型

头痛昏蒙，胸脘满闷，呕恶痰涎，舌胖大有齿痕，苔白腻，脉沉弦或沉滑。

5. 瘀血型

头痛经久不愈，其痛如刺，固定不移，或头部有外伤史，舌紫或有瘀斑、瘀点，苔薄白，脉动沉细或细涩。

二、病因病机

头痛的病因有外感、内伤两方面。"伤于风者，上先受之"，故外感头痛主要是风邪所致。风邪每多兼寒、夹湿、兼热，上犯清窍，经络阻滞，而致头痛。内伤头痛可因情志、饮食、久病体虚等所致。情志不遂，肝失疏泄，肝阳妄动，上扰清窍；肾阴不足，髓海空虚，清窍失养；禀赋不足，久病体虚，气血不足，脑失所养；恣食肥甘，脾失健运，痰湿内生，阻滞经络；外伤跌仆，气血瘀滞，脑络被阻；上述诸种因素均可造成内伤头痛。

三、针灸治疗

（一）常用方案

1. 方案一

选穴：太冲、足临泣、外关、丰隆、头维、风池、率谷、角孙。

方法：发作时以远端腧穴为主，并先刺，行较强刺激的泻法。诸穴均用泻法。

2. 方案二

选穴：率谷、天冲、角孙、太阳、头临泣、正营、上星、百会、脑空、风池。

方法：率谷透天冲或率谷透角孙，太阳透率谷，头临泣透正营，上星透百会、脑空透风池。头部所透腧穴，以每分钟 150 ~ 200 次的频率捻转行针 1 ~ 3 分钟，留针 30 分钟。

3. 方案三

选穴：阿是穴、风池、风府、率谷、太阳、攒竹、合谷、足三里、太冲。

方法：针刺得气后，接电针仪，用连续波，频率以患者耐受有舒适感为度，每天 1 次，10 次为 1 个疗程。

（二）特种针灸疗法

1. 皮肤针

选穴：印堂、太阳、阿是穴。

方法：皮肤针重叩上述腧穴，每次 5 ~ 10 分钟，直至出血。适用于风寒湿邪侵袭或肝阳上亢型。

2. 电针

选穴：合谷、风池、太阳、阿是穴。

方法：采用连续波中等强度刺激。适用于气滞血瘀型或顽固性头痛。

3. 三棱针

选穴：印堂、太阳、百会、攒竹。

方法：头痛剧烈时，以三棱针点刺出血上述腧穴，每穴放血 3 ~ 5 滴。

4. 耳针

选穴：枕、颞、额、肝阳、神门。

方法：每次选 2 ~ 3 穴，毫针强刺激，留针时间视头痛缓解情况而定；也可用王不留行籽贴压；顽固性头痛还可耳背静脉刺血。

四、推拿治疗

1. 治则

开窍醒脑，通络止痛。

2. 取穴

风池、脑空、百会、印堂、太阳、头维、角孙、鱼腰、心俞、肝俞、脾俞、肾俞、膻中、缺盆等穴。

3. 操作手法

患者坐位，术者位于其背后，先用五指拿法施于头顶部，自前发际开始沿头五经拿至后发际，往返操作7～10遍。继之改用三指拿法由脑空穴拿至颈项两侧，上下往返7～10遍。再提拿风池、肩井穴1～2分钟，均以有酸胀感为度。最后按揉百会，扫散头维穴至角孙，反复治疗，直至头部发热为佳。

体位承上，术者先用一指禅推法施于前额部，自印堂穴开始沿前额发际推至头维、太阳，走眉弓经鱼腰至攒竹又回到印堂穴，再按上法推另一侧前额部，如此反复操作7～10遍。然后用按揉法施于太阳、头维、耳门、睛明诸穴，反复治疗2～3分钟，均以有酸胀为度。最后用抹法，自印堂向上眼前发际抹至太阳穴，往返操作5～7遍。

承上势，术者先用掌平推法施于背部先上下，后左右两侧，往返操作7～10遍，继之用拇指点揉心俞、脾俞、肝俞、肾俞诸穴3～5分钟，均以有酸胀感为度。再用三指直推膻中穴1分钟，用中指揉膻中穴1分钟，操作1～2遍。

4. 随证加减

肝阳上亢者，加扫散角孙，指推桥弓，平推两胁肋部，点期门、章门、太冲诸穴；痰浊上扰者，加平推脘腹，重按中脘、建里、天枢、脾俞、胃俞、三焦俞诸穴，按揉足三里、三阴交、丰隆、内关诸穴；痰阻脑络者，加掌振百会、阿是穴，梳理巅顶，平推上肢，点极泉、肩髃、曲池、太冲、血海诸穴；气血亏虚者，加平推脘腹，以左侧重，掌振气海、关元穴，擦脾俞、胃俞、膈俞，按揉足三里、三阴交穴；肝肾阴虚者，加摩关元，擦肾俞、命门，按揉太溪、血海、三阴交，擦涌泉诸穴。

第七章

胃肠病证的针灸治疗

第一节 胃脘痛

胃脘痛又称胃痛，是指胃脘近心窝处疼痛为主症的疾病。按照其发病特点分为急性胃脘痛和慢性胃脘痛。

胃脘痛所涉及内容主要为西医的急慢性胃炎、十二指肠炎、消化道溃疡、上消化道出血、胃下垂、胃黏膜脱垂、胃痉挛、十二指肠壅积症、胃扭转、胃神经官能症，以及部分胰腺炎、胆囊炎、胆结石、胆道蛔虫症、肝炎和胃癌等疾病，这些疾病出现以上腹胃脘部疼痛为主要症状者，均可参考本病辨证施治。

一、证候诊断

1. 肝胃气滞证

胃脘痞胀疼痛或攻窜胁背，嗳气频作。苔薄白，脉弦。

2. 寒邪犯胃证

胃脘冷痛暴作，呕吐清水痰涎，畏寒喜暖，口不渴。苔白，脉弦紧。

3. 胃热炽盛证

胃痛急迫或痞满胀痛，嘈杂吐酸，心烦，口苦或黏。舌质红，苔黄或腻，脉数。

4. 食滞胃肠证

胃脘胀痛，嗳腐吞酸或呕吐不消化食物，吐后痛缓。苔厚腻，脉滑或实。

5. 瘀阻胃络证

胃痛较剧，痛如针刺或刀割，痛有定处，拒按，或大便色黑。舌质紫黯，脉涩。

6. 胃阴亏虚证

胃痛隐作，灼热不适，嘈杂似饥，食少口干，大便干燥。舌红少津，脉细数。

7. 脾胃虚寒证

胃痛绵绵，空腹为甚，得食则缓，喜热喜按，泛吐清水，神倦乏力，手足不温，大便多溏。舌质淡，脉沉细。

二、病因病机

胃脘痛与脏腑功能失调有关，但与肝、脾的关系更为密切。其病初起，多由情志郁结、肝逆犯胃，饮食寒暖失调，劳损脾胃中气；病久则气郁化火，或聚湿生痰，或瘀血伤络，或热伤阴津，或伤其阳气，导致缠绵难愈之极。其病位在胃脘，与脾、胃、肝关系密切；其病机有虚、实、寒、热之分，涉及阴阳气血脏腑的病理变化。

胃脘痛初发多为偶发、急性发作，以邪实为主，主要表现为胀痛、寒痛、灼痛、刺痛，初起病在气分，以邪实为主，驱除实邪则病自愈，所以病程短。如果病情未能及时治疗，胃脘痛频发，缠绵难已，或气郁化火，或瘀血伤络，或损其阴津，或伤其阳气，气血阴阳亏虚，肝脾等脏受损，则以本虚为主，主要表现为隐痛、刺痛，病程较长。重度胃脘痛，或慢性胃脘痛不能及时控制，进一步发展久病可入血分，出现呕血、便血、厥脱等危重病情。

三、针灸治疗

（一）常用方案

1. 方案一

选穴：中脘、足三里、内关、胃俞。呕吐重者，加公孙；痛重者，加梁丘；寒邪犯胃者，加神阙；食积者，加下脘、建里、内庭。

方法：疼痛、呕吐剧烈者，先针内关、足三里、公孙，用捻转结合提插法强刺激，间歇行针，每隔数分钟行针 1 次。待疼痛稍缓后，再针中脘，平补平泻，刺激不宜过强，留针 30 分钟。因寒所致者，在神阙、中脘加用温和灸，每穴 10 ~ 15 分钟。每天治疗 1 ~ 2 次。

2. 方案二

选穴：胸 9 ~ 12、腰 1 华佗夹脊穴。虚寒型配足三里、脾俞（胃俞）、公孙、内关；虚热型配胃俞（脾俞）、足三里、内关、内庭。

方法：针刺华佗夹脊穴，进针深度 40 mm，以患者感到局部酸、麻、胀、沉重或针感放射至胃部、腹部为佳。虚寒型者配穴用捻转提插补法，轻刺留针，针后腹部加艾盒灸，待盒内灸条燃烧完毕起针，一般留针约 30 分钟。虚热型者配穴用捻转提插手法，补中寓泻，重刺疾出，不用灸法。隔天 1 次，20 天为 1 疗程。

3. 方案三

选穴：足三里、内关、中脘、天枢。

方法：温针灸，用于脾胃虚寒型慢性浅表性胃炎。毫针直刺足三里 1 ~ 1.5 寸，内关 0.5 ~ 1 寸，其后行温针灸，留针 30 分钟。并直刺中脘 1 ~ 1.5 寸，天枢 1 ~ 1.5 寸，行提插补法，不留针。隔天治疗 1 次，10 次为 1 疗程，共治疗 3 个疗程。

（二）特种针灸疗法

1. 耳针

选穴：胃、肝、脾、神门、交感、十二指肠。

方法：毫针刺，疼痛剧烈时用强刺激，缓解时用轻强度，每天或隔天 1 次。或用揿针埋藏或用压丸法。

2. 皮肤针

选穴：胸 5 ~ 12 脊柱旁开 0.5 寸及旁开 1.5 寸足太阳膀胱经循行路线。

方法：皮肤常规消毒后，由上而下，循经扣刺，用中度或重刺激，叩至皮肤潮红为度。隔天 1 次。适用于慢性胃痛。

四、推拿治疗

1. 治则

疏通气机，调和气血，健脾和胃。

2. 取穴

中脘、气海、天枢、肝俞、脾俞、胃俞、三焦俞、手三里、足三里、委中、三阴交等。

3. 操作手法

患者仰卧位，术者位于换这个右侧，先用掌摩法施于胃脘部，做顺时针方向往返摩动操作，持续治疗 7 ~ 10 分钟，使热量直透胃腑。继用一指禅推法施于脘腹部位任脉经中脘、建里、石关、梁门、天枢、气海诸穴，反复操作，持续治疗 7 ~ 10 分钟。再用掌摩法施于上述部位及诸穴位反复治疗 2 ~ 3 分钟，操作时要使力透胃腑有热胀感为宜。最后用点按法施于手三里、足三里、三阴交，拿揉委中、承山，反复操作 1 分钟，均以有酸胀感为佳。最后以震颤法施于中脘穴，直至热透入里为度。

患者俯卧位，术者位于其一侧，先用掌揉法施于背部，沿两侧膀胱经路线，自风门至三焦俞，上下往返按揉治疗 5 ~ 7 分钟。继用双手拇指分别按揉肝俞、脾俞、胃俞、三焦俞诸穴，反复操作 5 ~ 7 分钟。再用掌擦法施于背部两侧膀胱经、督脉，自上而下往返操作，直至皮肤色红、热透入里为度，最后提拿肩井穴 5 ~ 7 次，以掌拍法施于背脊部，自上而下往返拍打 5 ~ 7 次，结束手法。

4. 随证加减

肝胃不和者，加平推两胁肋部，点按期门、章门，分推膻中，点揉阳陵泉、太冲、太溪诸穴；胃热阴虚者，加平推少腹部，点大横、腹结，按揉大肠俞、三焦俞、肾俞、八髎诸穴，拿阴陵泉，点内庭；脾胃虚弱者，加掌振气海、神阙，斜擦脾俞、胃俞、肾俞、命门，捏脊 3 ~ 5 遍；胃络瘀阻者，加按揉心俞、膈俞，点按血海、阴陵泉，分推膻中。

第二节　胃下垂

胃下垂是以胃小弯弧线最低点下降至髂嵴连线以下为主要表现的慢性胃肠疾患。多见于体质瘦弱、体型瘦长或因病突然消瘦者，妇女多育也易罹患本病，患者症状轻重表现与其神经敏感性有明显关系。

本病属中医学胃缓范畴。

一、病因病机

维持胃底正常位置的因素有三个，即横膈的位置或膈肌的悬吊力、邻近脏器及有关韧带的力量、腹壁肌的力量或腹壁脂肪层的厚薄，其中任何一个因素失常即可引发胃下垂。

中医认为本病多由先天禀赋不足，或病后失调，饮食不节，损伤脾胃，以致脾胃虚弱，中气下陷，升举无力而发生下坠。

二、辨证

证候：轻度胃下垂可无症状。较严重者出现慢性中上腹疼痛，但无周期性和明显的节律性。疼痛轻重与进食量的多少有关，且食后作胀。自觉胃部下坠，肠鸣辘辘，直立时加重，平卧后减轻。可伴有便秘、腹泻、便形失常，如大便扁而短。可有眩晕、乏力、心悸、失眠、直立性低血压，或伴有肾、子宫下垂和脱肛等并发症。

体检见肋下角 < 90°，脐下可有振水音，食后叩诊胃下极可下移至骨盆，上腹部可扪及强烈的腹主动脉搏动。X 线胃肠钡餐检查是本病的主要诊断依据，可见胃呈无力型，小弯弧线最低点在髂嵴连线以下，十二指肠球部受胃下垂牵拉向左偏移等。治法补中益气，健脾和胃。

三、治疗

（一）针灸治疗

取穴：中脘、梁门、气海、关元、脾俞、足三里。

随症配穴：腹泻者，加天枢。腹部下坠感者，加灸百会。

刺灸方法：针用补法，可加灸。

方义：中脘为胃之募穴，可健脾和胃。梁门位近胃腑，有和胃作用。气海、关元能温肾益气。脾俞、足三里可补虚健胃，升举中气。

（二）其他治疗

1. 穴位注射

取脾俞、胃俞、肾俞、中脘、气海、足三里等穴，每次选 2 ~ 4 穴，选用加兰他敏、苯丙酸诺龙等注射液，每穴注射 0.3 ~ 0.5 mL，隔天或每天注射 1 次，10 次为 1 疗程。

2. 穴位埋线

选用两组穴位，胃俞透脾俞、中脘透上脘，或腹哀透神阙、阑尾透足三里。先取一组穴位，依法植入羊肠线，20 ~ 30 天后用另一组穴位，两组穴位可交替使用。

第三节 腹痛

腹痛指胃脘以下、耻骨毛际以上部位发生以疼痛为主要症状的一种疾病。可见于多种脏腑疾患，如痢疾、泄泻、肠痈、妇科经带病证等。腹部内有肝、胆、脾、肾、大肠、小肠、膀胱等脏腑，体表为足阳明、足少阳、足三阴经及冲、任、带脉所过，若外邪侵袭，或内有所伤，以致气血受阻，或气血不足以温养，使腑气不通即导致腹痛。

西医学的急慢性胰腺炎、胃肠痉挛、不完全性肠梗阻、腹型过敏性紫癜、肠道激惹综合征等属于本病的范畴。

一、辨证

胃脘以下、耻骨毛际以上疼痛。急性腹痛一般发病急骤，痛势剧烈，多为实证。慢性腹痛病程较长，腹痛缠绵，多为虚证，或虚实夹杂。临床多见有寒邪内积、湿热壅滞、气滞血瘀和脾阳不振等型。

1. 寒邪内积

腹痛暴急，喜温怕冷，腹胀肠鸣，多因感寒而发作，四肢欠温，口不渴，小便清长，舌淡苔白，脉沉紧。

2. 湿热壅滞

腹痛拒按，胀满不舒，大便秘结或涩滞不爽，烦渴引饮，汗出，小便短赤，舌红苔黄腻，脉滑数。

3. 气滞血瘀

脘腹胀闷或痛，攻窜作痛，痛引少腹，得嗳气或矢气则痛减，遇恼怒则加剧，舌紫暗，或有瘀点，脉弦涩。

4. 脾阳不振

腹痛缠绵，时作时止，饥饿劳累后加剧，痛时喜按，大便溏薄，神疲怯冷，舌淡苔薄白，脉沉细。

二、治疗

（一）针灸治疗

治则：通调腑气，缓急止痛。以任脉及足阳明、足太阴、足厥阴经穴位为主。

主穴：足三里、中脘、天枢、三阴交。

配穴：寒邪内积者加神阙、关元；湿热壅滞者加阴陵泉、内庭；气滞血瘀者加曲泉、血海；脾阳不振者加脾俞、胃俞、章门。

操作：中脘用泻法，其余主穴用平补平泻法。配穴按虚补实泻法操作；寒证可用艾灸。腹痛发作时，足三里穴持续强刺激 1～3 分钟，直到痛止或缓解。

方义："肚腹三里留"，足三里为胃之合穴、下合穴，中脘为腑之会、胃之募穴，二者均善治胃肠疾患；天枢为大肠募穴，可通调腑气；三阴交调理足三阴经之气血，通调气机，通则不痛。

（二）其他治疗

1. 耳针

选大肠、小肠、脾、胃、神门、交感。每次取 2～3 穴，疼痛时用中强刺激捻转，亦可用埋针法或贴压法。

2. 穴位注射

选天枢、足三里。用异丙嗪和阿托品各 50 mg 混合，每穴注入 0.5 mL，每天 1 次。

第四节 呃逆

呃逆是以患者自觉胸膈气逆，喉间呃呃连声，声短而频，不能自主为主要症状的一种病证。呃逆古称"哕""哕逆"。呃逆可单独发生，其症轻微，多持续数分钟至数小时后自愈；亦可继发于其他急慢性疾病的过程中，其症多重，可昼夜不停，或间歇发作，迁延数日至数月不愈。凡饮食不当，情志不遂或正气亏虚均可使胃失和降，气逆动膈而为呃逆。

西医学的单纯性膈肌痉挛及其他疾病如胃肠神经官能症、胃炎、胃扩张、胃癌、肝硬化晚期、脑血管病、尿毒症以及胃食管手术后等引起的膈肌痉挛属于本病范畴。

一、辨证

自觉气逆上冲，喉间呃呃连声，声短而频，不能自止。呃声或高或低，或疏或密，间歇时间不定。根据临床表现不同可将本病分为胃中寒冷、胃火上逆、肝气犯胃、脾胃阳虚、胃阴不足等证型。

1. 胃中寒冷

呃声沉缓有力，胸膈及胃脘不舒，得热则减，遇寒更甚，口淡纳呆，苔薄白，脉迟缓。

2. 胃火上逆

呃声洪亮有力，冲逆而出，口臭烦渴，喜冷饮，脘腹胀闷，便秘尿黄，舌红，苔黄燥，脉滑数。

3. 肝气犯胃

呃逆连声，常因情志不畅而诱发或加重，胸闷胁胀，脘腹痞满，嗳气纳呆，肠鸣矢气，苔薄白，脉弦。

4. 脾胃阳虚

呃声低长无力，气不得续，腹中冷痛，泛吐清水，脘腹不舒，喜温喜按，手足不温，食少乏力，便溏，舌质淡，苔薄白，脉细弱。

5. 胃阴不足

呃逆短促而不得续，口干咽燥，烦躁不安，不思饮食或食后饱胀，大便干结，舌质红，苔少而干，脉细数。

二、治疗

1. 针灸治疗

治则：和胃降逆止呃。以任脉、足阳明和手厥阴经穴位为主。

主穴：中脘、足三里、内关、膈俞。

配穴：胃寒者，加梁门；胃热者，加陷谷；肝气犯胃者，加期门、太冲；阳虚者，加气海、关元；阴虚者，加太溪。

操作：中脘、足三里穴按证型选用补泻法，内关、膈俞穴用平补平泻法。配穴按虚补实泻法操作。寒证可配艾灸。

方义：中脘为胃募穴，足三里为胃经合穴、下合穴，两穴同用，泻之能清热降气，补之能益气温中；膈俞利膈镇逆，内关和中解郁。

2. 其他治疗

耳针：选膈、交感、胃、肝、脾。毫针刺，强刺激。顽固性呃逆可用埋针法。

第五节　呕吐

呕吐是指胃失和降，气逆于上，胃内容物经食道、口腔吐出的一种病证。然呕和吐又有区别，有物有声谓之呕，有物无声谓之吐，但临床呕与吐常相并存在，故合而论之。

本病可单独出现，但更多见于许多疾病的过程中，尤其是消化系统疾病。其他如内耳眩晕症、尿毒症、中暑、妊娠反应、药物影响及某性感染性疾病或颅脑病变等出现以呕吐为主症时，均可参照本篇辨证论治。

一、证候诊断

1. 外邪犯胃证

起病较急，突然呕吐。感受风寒者伴恶寒身楚；感受风热者有发热恶风，苔黄；感受暑湿者兼见胸脘痞满，苔黄腻；感受暑热者呕吐可呈喷射状并壮热头痛，脉洪数，舌红苔黄燥；感受秽浊湿热者呕吐频繁，胸脘痞满，苔垢腻。

2. 食滞胃脘证

暴饮暴食或误食不洁之物后，呕吐时作，嗳腐食臭，食后加重，吐后减轻。恶心厌食，胸脘闷胀或兼肠鸣，完谷不化，舌苔厚腻，脉滑。

3. 肝胃不和证

情志郁怒诱发呕吐，随情绪变化而时轻时重，时作时止，吐后仍时有呕恶。嗳气频作，胁脘作痛，吞酸胃灼热，烦急易怒，口苦咽干，舌边红，舌苔薄白，脉弦。

4. 痰饮中阻证

呕吐痰饮涎沫，水入即吐。脘鸣沥沥有声，脘闷纳呆，眩晕心悸，口干不欲饮，吐后反而不渴，大便软而不爽，舌苔白滑或白腻，脉濡缓或弦滑。

5. 胃热上涌证

食入即吐，吐后嘈杂。脘腹胀痛拒按，口干喜冷饮，舌红，苔黄，脉滑数。

6. 脾胃虚寒证

遇冷食凉则呕吐，时发时止。脘腹冷痛，喜热喜按，神疲乏力，面色萎黄，口干不欲饮或喜热饮，食少便溏，舌淡，苔白，脉沉迟。

7. 胃阴不足证

反复发作呕吐或干呕。胃脘嘈杂，饥不欲食，稍食即饱，口燥咽干，渴不多饮，舌嫩红，无苔，脉细数。

二、病因病机

呕吐的发生与外邪犯胃、饮食不节、情志失调、体虚劳倦有关。胃主受纳，和降为顺，若气逆于上则发为呕吐。属于实者，或外感风、寒、暑、湿之邪、秽浊之气侵犯胃腑，通降失职；或饮食不节，脾胃受损，食滞不化；或肝气郁结，横逆犯胃，胃气不得下行；或忧思伤脾或劳倦内伤，脾胃运化失常，痰饮内生，积于胃中，可致胃气痞塞，升降失调，气逆作呕。属于虚者，久病脾虚，纳运无力，胃失和降而发生呕吐。本病病位在胃，与肝、脾关系密切，基本病机是胃失和降，胃气上逆。

三、针灸治疗

（一）常用方案

选穴：主穴选内关、足三里、公孙、太冲、期门。当胸胁胀满加支沟、阳陵泉；伴嗳气、呃逆加膻中、膈俞；头晕、失眠加风池、神门。

方法：中脘用平补平泻法，余穴均用毫针泻法，强刺激，留针 20 ~ 30 分钟。隔天 1 次，5 次为 1 疗程。

（二）特种针灸疗法

1. 耳针

选穴：胃、食道、口、神门、交感、皮质下、脾、肝。

方法：压丸法，两耳交替治疗，2 ~ 3 天更换 1 次，3 次为 1 个疗程。毫针刺，每次选 3 ~ 4 穴，酌情选用中、强刺激，每天 1 次，留针 30 分钟。耳穴埋针，每次选 2 ~ 3 穴，2 ~ 3 天更换 1 次，3 次为 1 个疗程。

2. 麦粒灸

选穴：中脘、脾俞、胃俞。

方法：每次每穴施灸 3 ~ 4 壮，每天或隔天 1 次。适用于寒性呕吐。

3. 穴位贴敷

选穴：神阙、中脘、内关、足三里、涌泉。

方法：将生姜切成 2 ~ 3 分厚，如一元硬币大小，贴于穴上固定。或将伤湿止痛膏剪裁，直接贴敷于穴上。对于寒性呕吐者，取涌泉穴，用醋或开水将吴茱萸细末调成膏状，敷于穴上，一般敷药后 1 ~ 4 小时见效取下。

4. 皮肤针

选穴：第 4 ~ 12 胸椎旁开 1.5 寸足太阳膀胱经，上腹部任脉、足阳明胃经循行部位。

方法：中等刺激，由上向下循序叩打 3 ~ 4 遍，至皮肤潮红为度，每天或隔天 1 次，3 次为 1 个疗程。

第六节　泄泻

泄泻是指以大便次数增多，粪便稀薄，甚至泻出如水样为主要临床表现的病证。古人多将大便溏薄者称为泄，大便如水样者称为泻，现在一般统称泄泻。

西医学的溃疡性结肠炎、肠易激综合征、肠结核、克罗恩病、伪膜性肠炎、慢性结肠炎、感染性腹泻等疾病，当以泄泻为主要表现时，均可参照本篇辨证论治。

一、证候诊断

1. 寒湿证

泻下大便清稀或如水样，腹痛肠鸣，食欲不振，脘腹闷胀，恶寒，舌苔薄白或白腻。脉濡缓。

2. 湿热证

泻下急迫或泻下不爽，大便色黄秽臭，肛门灼热，腹痛，烦热口渴，小便短黄，舌苔黄腻，脉濡数或滑数。

3. 食滞证

泻下大便臭如败卵，伴有不消化食物，腹胀疼痛，泻后痛减，脘腹痞满，嗳腐吞酸，食欲不振，舌苔垢浊或厚腻，脉滑。

4. 肝郁乘脾证

泄泻腹痛，每因情志不畅而发或加重，泻后痛减，胸胁胀闷，嗳气，食欲不振，舌质淡红，舌苔薄白，脉弦。

5. 脾胃虚弱证

大便时溏时泻，饮食稍有不慎即发或加重，食后腹胀，食欲不振，倦怠乏力，神疲懒言，舌质淡，苔薄白，脉细弱。

6. 肾阳虚衰证

晨起泄泻，大便清稀，或夹不化食物，脐腹冷痛，喜暖喜按，形寒肢冷，腰膝酸软，舌质淡胖，苔白，脉沉细。

二、病因病机

泄泻主要是由脾胃功能失调与湿盛，导致清浊不分，水谷混杂，并走大肠而成。本病的病位主要在脾、胃与大小肠，与肝、肾亦密切相关。本病发病内因与脾虚关系最大，外因与湿邪关系最密切，多以脾虚湿盛为基本病机。脾虚失运可导致湿盛，湿盛又可导致脾虚，二者互相影响，互为因果。泄泻总由各种病因引起脾胃受伤，水反为湿，谷反为滞，精华之气不能输化，以致合污下降，泄泻乃作。感受外邪（湿邪为主）、饮食所伤、情志失调、脾胃虚弱、肾阳衰惫均可诱发本病。泄泻之病性或虚，或实，或虚实夹杂。一般新病暴泻者多属实证，久病缓泻者多属虚证。实证多由外感邪气，饮食内伤，肝脾不调所致；虚证则多为失治、误治或禀赋素亏以致脾胃虚弱，甚则脾肾阳虚所致。

三、针灸治疗

（一）常用方案

选穴：中脘、足三里、下巨虚。

方法：选用 28 号 2.5 寸长毫针，常规操作得气后，将 1.5 厘米长的艾炷套于针柄上点燃，各灸 2 壮，留针 20 分钟。灸和针均用单侧穴位，隔天交换对侧，每天 1 次。

（二）特种针灸疗法

1. 耳针

选穴：大肠、胃、脾、肝、肾、交感。

方法：根据病因病情，每次选 3 ~ 4 穴，毫针刺，每天 1 次，每次留针 30 分钟，亦可用揿针埋藏或用王不留行籽贴压，每 3 ~ 5 天更换一次。

2. 艾灸

选穴：脾胃虚弱取足三里、隐白、天枢；肾阳虚衰取然谷、气海、足三里、肾俞、脾俞、水分、石门；肝气乘脾太冲、天枢、足三里、行间、公孙。

方法：踝关节以下用艾炷灸，膝关节周围以及腹背部用温灸器灸治。2 种方法交替共同使用，一般治疗 15 天为 1 个疗程。

四、推拿治疗

1. 治则

健脾化湿，涩肠止泻。

2. 取穴

以任脉、手阳明经、足阳明经、足太阴经、足少阴经为主，配以有关经脉腧穴为辅。取中脘、建里、梁门、下脘、水分、天枢、神阙、关元、脾俞、胃俞、大肠俞、长强、足三里、上巨墟等穴。

3. 操作手法

患者仰卧位，术者位于其一侧，先以摩法施于腹部，按逆时针方向反复操作 3 ~ 5 分钟，继之按顺时针方向反复操作 3 ~ 5 分钟。然后用一指禅推法于脘腹部自中脘缓慢向下推至关元穴，往返操作 7 ~ 10 遍。再用按揉法施于中脘、建里、梁门、下脘、水分、天枢、神阙、关元诸穴，反复按揉 3 ~ 7 分钟。以掌振法施于神阙、关元穴，持续操作振法至热透入里为度。最后用按揉法施于足三里、上巨墟，反复按揉片刻，以有酸胀感为度。

患者俯卧位，术者位于一侧，先用掌按揉法施于背部，沿膀胱经路线从风门穴向下按揉至八髎穴，往返治疗 7 ~ 10 遍。继之用一指禅推法施于脾俞、胃俞、肝俞、大肠俞、八髎、长强诸穴，反复操作 3 ~ 5 分钟。最后用掌擦法施于腰骶部八髎、长强诸穴，反复操作，直至皮肤色红、热透入里为度。

4. 随证加减

寒湿困脾者，加按风府、风池、肩井、曲池，拿合谷，擦脾俞、胃俞穴等；暑热伤脾者，加重按曲池、合谷、外关、足三里穴，推风门、肺俞穴，按揉照海、丰隆、三阴交穴；食滞胃肠者，加顺时针方向摩腹增加 50 次，加按揉内庭、合谷穴；肝郁气滞者，加平推两胁肋部，点按期门、章门，揉肝俞、胆俞、太冲、行间诸穴；命门火衰者，加摩气海，掌根擦关元穴，横擦肾俞、命门穴，配合捏脊 3 ~ 5 遍。

第八章

肾系病证的针灸治疗

第一节　淋证

淋证是以小便频急、淋漓不尽、尿道涩痛、小腹拘急、痛引腰腹为主要表现的病证。中医历代对淋证分类有所不同，本节分为热淋、气淋、血淋、膏淋、石淋、劳淋六种。

本证多见于西医学的泌尿系感染、泌尿系结石、泌尿系肿瘤以及乳糜尿等。

一、病因病机

本证病在肾和膀胱，多因湿热蕴结下焦、脾肾亏虚、肝郁气滞等引起。

1. 湿热下注

过食辛热，或嗜酒肥甘，酿成湿热，下注膀胱发为热淋；若湿热蕴积，尿液受其煎熬，日积月累，尿中荣质结为砂石，则为石淋；若湿热蕴结于下，以致气化不利，清浊不分，小便如脂如膏，则为膏淋；若热盛伤络，迫血妄行，小便涩痛有血，则为血淋。

2. 脾肾亏虚

久淋不愈，湿热耗伤正气，或年老、久病体弱以及劳累过度，房事不节，均可致脾肾亏虚。如遇劳即小便淋沥者，则为劳淋；中气不足，气虚下陷者，则为虚证气淋；脾肾亏虚，下元不固，不能制约脂液，脂液下泄，尿液浑浊，则为虚证膏淋；肾阴亏虚，虚火扰络，尿中央血，则为虚证血淋。

3. 肝郁气滞

恼怒伤肝，气郁化火，或气火郁于下焦，膀胱气化不利，则少腹作胀，而发为实证气淋。

二、辨证

1. 热淋

证候：小便频急，灼热涩痛，尿色黄赤，少腹拘急胀痛，或有恶寒发热，口苦，呕恶，或有腰痛拒按，或有大便秘结，苔黄腻，脉滑数。

治法：清热利湿通淋。

2. 石淋

证候：小便艰涩，尿中时夹砂石，或排尿时突然中断，尿道窘迫疼痛，少腹拘急，或腰腹绞痛难忍，尿中带血。湿热下注者，兼见大便干结，舌红，苔薄黄，脉弦或带数。若痛久砂石不去，腰腹隐痛，排尿无力，小腹坠胀，可伴见面色少华，精神委顿，少气乏力，舌淡边有齿印，脉细而弱，此为肾气亏虚。若眩晕耳鸣，腰酸膝软，手足心热，舌红少苔，脉细带数，为肾阴亏虚。病久下焦瘀滞者，见舌紫暗或有瘀斑，脉细涩。

治法：通淋排石。

3. 气淋

证候：肝郁气滞者，小便涩滞，淋漓不畅，少腹满痛，苔薄白，脉多沉弦。中气下陷者，少腹坠胀，尿有余沥，面色㿠白，舌淡，脉虚细无力。

治法：肝郁气滞者利气疏导；中气下陷者补中益气。

4. 血淋

证候：湿热下注者，可见小便热涩刺痛，尿色深红，或夹有血块，伴发热，心烦口渴，腰痛，大便秘结，苔黄，脉滑数。肾阴亏虚者，可见小便涩痛较轻，尿色淡红，腰酸膝软，神疲乏力，头晕耳鸣，舌淡红，脉细数。

治法：湿热下注者清热利湿，通淋止血；肾阴亏虚者滋阴补肾，清热止血。

5. 膏淋

证候：湿热下注者，小便浑浊如米泔水，置之沉淀如絮状，上有浮油如脂，或夹有凝块，或混有血液，尿道热涩疼痛，舌红，苔黄腻，脉濡数。脾肾两虚者表现为病久不已，反复发作，小便浑浊如米泔水，尿道涩痛不甚，形体日渐消瘦，神疲无力，腰酸膝软，舌淡，苔腻，脉细弱无力。

治法：湿热下注者清热利湿，分清泄浊；脾肾两虚者益气升陷，补虚固涩。

6. 劳淋

证候：小便不甚赤涩，但淋漓不已，时作时止，遇劳即发，腰酸膝软，神疲乏力，舌淡，脉虚细弱。

治法：健脾益肾，利尿通淋。

三、治疗

（一）针灸治疗

1. 热淋

取穴：膀胱俞、中极、阴陵泉、行间。

配穴：恶寒发热者，加合谷、列缺。便秘甚者，加支沟。

刺灸方法：针用泻法。

方义：膀胱俞、中极为俞募配穴法，以疏利膀胱气机。阴陵泉通利小便，疏通气机。取肝经荥穴行间，泻热而定痛。

2. 石淋

取穴：膀胱俞、中极、秩边、委阳、然谷。

配穴：湿热下注者，加阴陵泉、三焦俞。肾气亏虚者，加肾俞、关元、足三里。肾阴亏虚者，加肾俞、太溪、照海。下焦瘀滞者，加气海、膈俞。腰腹急痛甚者，加水沟。

刺灸方法：实证针用泻法，虚证针用补法，秩边透水道。

方义：膀胱俞、中极方义同"热淋"。秩边透水道，配合委阳、然谷具有通淋排石止痛之功。加阴陵泉、三焦俞以清热利湿。加肾俞、关元、足三里可益肾补气。加肾俞、太溪、照海可滋肾补阴。取气海、膈俞以理气活血祛瘀。

3. 气淋

取穴：膀胱俞、中极、秩边。

配穴：肝郁气滞者，加肝俞、太冲、间使。中气下陷者，加气海、足三里。

刺灸方法：实证针用泻法，虚证针用补法，秩边透水道。

方义：膀胱俞、中极方义同"热淋"。秩边可理气通淋。肝俞、太冲、间使可疏肝理气。气海、足三里可健脾益气。

4. 血淋

取穴：膀胱俞、中极、血海、三阴交。

配穴：湿热下注者，加少府、劳宫。肾阴亏虚者，加复溜、太溪、肾俞。

刺灸方法：实证针用泻法，虚证针用补法。

方义：膀胱俞、中极方义同"热淋"。血海、三阴交可清利湿热，凉血止血。加少府、劳宫可清热除烦。加复溜、太溪、肾俞可滋肾养阴。

5. 膏淋

取穴：膀胱俞、中极、阴陵泉、三阴交。

配穴：湿热下注者，加行间。脾肾两虚者，加气海、肾俞、命门、脾俞。小便混浊如膏者，加灸气海俞、百会。

刺灸方法：实证针用泻法，虚证针用补法。

方义：膀胱俞、中极方义同"热淋"。阴陵泉、三阴交既可分清泌浊、清利湿热，又可滋补脾肾、补虚固涩。加行间增强清热力量。加气海、肾俞、命门、脾俞以补益脾肾。

6. 劳淋

取穴：膀胱俞、中极、脾俞、肾俞、命门、关元、足三里。

配穴：心悸气短者，加内关。

刺灸方法：针用补泻兼施法。

方义：膀胱俞、中极方义同"热淋"。取脾俞、肾俞、命门、关元、足三里可补益脾肾，益气通淋。

（二）其他疗法

1. 耳针

取膀胱、肾、交感、肾上腺，每次选 2 ～ 4 穴，毫针强刺激，留针 20 ～ 30 分钟，每天 1 次。

2. 皮肤针

取三阴交、曲泉、关元、曲骨、归来、水道、腹股沟部、第二腰椎至第四骶椎夹脊，用皮肤针叩打至皮肤红润为度。

3. 电针

取肾俞、三阴交，毫针刺入后予高频脉冲电流刺激 5 ～ 10 分钟。

第二节　水肿

水肿是指体内水液滞留，泛滥肌肤，引起头面、眼睑、四肢、腹背甚至全身浮肿，严重者还可伴有胸水、腹水等。本证又名水气，可分为阴水和阳水二大类。阳水发病较急，多从头面部先肿，肿势以腰部以上为著；阴水发病较缓，多从足跗先肿，肿势以腰部以下为显。

本证常见于西医学中的急慢性肾炎、充血性心力衰竭、肝硬化以及营养障碍等疾病。

一、病因病机

本证多因三焦气化失职、气机不利、水液停滞、排泄失常、渗于肌肤而发病。

1. 风水相搏

肺为水之上源，又主一身之表，外合皮毛。风邪侵袭，肺失宣肃，不能通调水道，下输膀胱，以致风遏水阻，风水相搏，流溢于肌肤，发为水肿（阳水）。

2. 脾虚湿困

脾主运化，喜燥恶湿。如居处潮湿，或涉水冒雨，水湿之气内侵，或平素酒食不节，生冷太过，湿蕴于中，脾为湿困，健运失司，不能升清降浊，以致水湿不得下行，泛于肌肤，而成水肿（阴水）。

3. 阳虚水泛

生育不节，房劳过度，肾气内伤，或劳倦伤脾，日久脾肾俱虚，肾虚则开阖不利，不能化气行水，以致水液停聚，泛滥于肌肤，形成水肿（阴水）。

二、辨证

1. 阳水

证候：多为急性发作，初起面目微肿，继则遍及全身，皮肤光泽，按之凹陷易复，胸中烦闷甚则呼吸急促，小便短少而黄，伴有恶寒发热，咽痛，苔白滑或腻，脉浮滑或滑数。

治法：疏风利水。

2. 阴水

证候：发病多由渐而始，初起足跗微肿，继而腹背面部等渐见浮肿，按之凹陷恢复较难，肿势时起时消，气色晦滞，小便清利或短涩。脾虚者兼见脘闷纳少，大便溏泄。肾虚者兼见喜暖畏寒，肢冷神疲，腰膝酸软，脉沉细或迟，舌淡苔白。

治法：温阳利水。

三、治疗

（一）针灸治疗

1. 阳水

取穴：肺俞、列缺、合谷、三焦俞。

配穴：恶寒甚者，加偏历。发热甚者，加曲池。咽痛者，加少商。面部肿甚者，加水沟。

刺灸方法：针用泻法。

方义：取肺俞以宣肺疏风，通调水道。列缺、合谷为原络相配，可疏解表邪。三焦俞调整气化，通利水道。

2. 阴水

取穴：脾俞、肾俞、三焦俞、水分。

配穴：脾虚者，加中脘、足三里、天枢。肾虚者，加灸关元、命门。

刺灸方法：针用补法，可加灸。

方义：补脾俞、肾俞可温中助阳以化气利水。三焦俞通调水道以利水下行。水分可分利水邪，利尿行水。

（二）其他疗法

1. 耳针

取肺、脾、肾、膀胱，毫针中度刺激，留针30分钟，每天1次，或埋针或埋王不留行籽贴压刺激，每3～5天更换1次。

2. 穴位敷贴

用车前子10g研细末，与独头蒜5枚、田螺4个共捣，敷神阙。或用蓖麻籽50粒，薤白3～5个，共捣烂敷涌泉。每天1次，连敷数次。

第三节　阳痿

阳痿是指年龄未届性功能衰退的男性出现阳事不举或临房举而不坚之证。

本证可见于西医学的男子性功能障碍及某些慢性虚弱疾病。

一、病因病机

本证多由命门火衰、肝肾亏虚、思虑过度、惊恐等引起，亦有湿热下注、宗筋松弛而致者，但较少见。

1. 命门火衰

房事不节，或手淫过度，肾阳亏虚，无力鼓动，而致阳痿。

2. 心脾两虚

思虑过度，损伤心脾，气血不足，宗筋痿软，以致阳事不举。

3. 惊恐伤肾

房事之中，卒受惊恐，或焦躁不安，气机受阻，以致阳痿。

4. 湿热下注

湿热蕴结，下注宗筋，致使宗筋痿软不举。

二、辨证

1. 命门火衰

证候：症见阳痿，面色㿠白，腰酸足软，头晕目眩，精神萎靡，甚至周身怕冷，食欲减退，舌淡，苔白，脉沉细。

治法：补肾壮阳。

2. 心脾两虚

证候：症见阳痿，伴有面色萎黄，食欲不振，精神倦怠，周身肢体酸软无力，舌淡，苔薄白，脉细弱。

治法：补益心脾。

3. 惊恐伤肾

证候：症见阳痿，精神抑郁或焦躁紧张，胆小多疑，心悸失眠，苔薄腻，脉沉细。

治法：益肾宁神。

4. 湿热下注

证候：阴茎痿软，勃而不坚，阴囊潮湿气臊，下肢酸重，尿黄，舌红，苔黄腻，脉滑数。

治法：清热化湿。

三、治疗

（一）针灸治疗

1. 命门火衰

取穴：肾俞、命门、关元、中极、三阴交。

配穴：头昏目眩者，加风池。

刺灸方法：针用补法，可加灸。

方义：肾俞、命门用补法加温灸，以补肾中元阳，壮命门之火。取任脉关元、中极能直接兴奋宗筋，温下元之气。补三阴交益肝肾，以治其本。

2. 心脾两虚

取穴：心俞、脾俞、肾俞、关元、足三里、三阴交。

配穴：夜寐不宁者，加神门。心悸怔忡者，加内关。

刺灸方法：针用补法。

方义：取心俞、脾俞补益心脾气血。肾俞为肾气转输之处，可益肾气滋肾阴。关元乃足三阴与任脉之会，三焦之气所生之地，可培肾固本，补益元气，强壮宗筋。足三里补益脾胃之气，健旺生化之源。三阴交补益肝肾之阴。

3. 惊恐伤肾

取穴：心俞、肾俞、神门、气海、三阴交。

配穴：胆怯易惊者，加间使。

刺灸方法：针用补法。

方义：取心俞以养心调神。肾俞补肾益气。神门宁心安神。气海调下元气机，补益肾中元气。三阴交补益肝肾之阴。

4. 湿热下注

取穴：中极、三阴交、曲泉、行间。

配穴：阴囊潮湿气臊者，加阴陵泉、蠡沟。

刺灸方法：针用泻法。

方义：中极、三阴交可利湿清热。曲泉、行间清热利宗筋。

（二）其他疗法

1. 耳针

取外生殖器、内生殖器、内分泌、肾，每次选 2～4 穴，毫针中度刺激，留针 5～15 分钟，每天或隔天 1 次，或埋针按压刺激。

2. 电针

取八髎、然谷或关元、三阴交，两组穴位交替使用，针刺后通低频脉冲电流 3 ~ 5 分钟，每天或隔天 1 次，10 次为 1 疗程。

3. 穴位注射

取关元、中极、肾俞，每次选 2 穴，药物采用维生素 B_1 150 mg 或维生素 B_{12} 0.1 mg，或丙酸睾酮 5 mg 或当归注射液等，每穴注射 0.5 mL，隔天 1 次，10 次为 1 疗程。

4. 穴位埋线

取肾俞、关元、三阴交、中极，每次选 1 ~ 3 穴，用 0 ~ 1 号羊肠线按常规操作埋入穴内，每隔一个月或一个半月埋线 1 次。

第四节　早泄

早泄是指性交时阴茎插入阴道时间极短即发生射精，不能进行正常性交的病证，严重者发生在交媾前即泄精。

本证与西医学男子性功能障碍中的早泄相同。

一、病因病机

本证由多种原因所致肾失封藏、固摄无权而引起。

1. 肾虚不固

房事频繁，或手淫过度，肾气亏虚，精关不固而早泄。

2. 阴虚火旺

肾阴不足，相火偏旺，精宫易扰，发为早泄。

3. 心脾两虚

思虑太过，耗伤心脾，气血不足，封藏失职。

4. 惊恐伤肾

房事之中，惊恐焦躁，气机逆乱，肾失封藏。

5. 肝郁气滞

精神抑郁，肝气郁结，肝失疏泄，扰动精宫。

二、辨证

1. 肾虚不固

证候：性欲减退，阴茎勃起缓慢，入房早泄，或伴阳痿，精神萎靡，夜尿多或余沥不尽，腰酸膝软，舌淡，苔白，脉沉弱。

治法：补肾固精。

2. 阴虚火旺

证候：欲念时起，阳事易举或举而不坚，临房早泄，常伴遗精，失眠多梦，腰酸膝软，五心烦热，潮热盗汗，头晕目眩，耳鸣心悸，口干咽痛，舌红，脉细数。

治法：滋阴降火摄精。

3. 心脾两虚

证候：临房早泄，心悸失眠，健忘多梦，神疲气短，眩晕形瘦，纳谷不馨，大便溏薄，面色无华，舌淡，苔白，脉沉细。

治法：养心健脾固精。

4. 惊恐伤肾

证候：临房胆怯，恐惧不安，一交即泄，舌淡，苔白，脉弱。

治法：补肾定心固精。

5. 肝郁气滞

证候：交媾早泄，精神抑郁，胁肋胀满，小腹作胀，胃纳不佳，苔薄白，脉弦。

治法：疏肝解郁固精。

三、治疗

（一）针灸治疗

1. 肾虚不固

取穴：肾俞、志室、关元、三阴交。

配穴：伴阳痿者，加灸命门。夜尿多者，加中极、膀胱俞。

刺灸方法：针用补法，可加灸。

方义：肾俞、志室可益肾固摄。关元壮阳补气，以固精关。三阴交为足三阴之交会穴，可助补肾之力。

2. 阴虚火旺

取穴：肾俞、志室、太溪、神门、三阴交。

配穴：阳事易举者，加太冲。潮热盗汗者，加合谷、复溜。

刺灸方法：针用补泻兼施法。

方义：肾俞、志室、太溪可补肾阴，降虚火。神门泻心火以宁神定志。三阴交补肾滋阴。

3. 心脾两虚

取穴：心俞、脾俞、肾俞、关元、神门、三阴交。

配穴：纳谷不馨、便溏者，加足三里。

刺灸方法：针用补法，可加灸。

方义：心俞、脾俞养心安神，健脾益气。肾俞、关元补肾固精。神门、三阴交益气养血安神。

4. 惊恐伤肾

取穴：肾俞、神门、三阴交、关元。

配穴：胆怯不安者，加心俞、胆俞。

刺灸方法：针用补法。

方义：肾俞补肾益气。神门、三阴交镇惊安神。关元补肾固精。

5. 肝郁气滞

取穴：太冲、内关、气海、三阴交。

配穴：胃纳不佳者，加足三里。

刺灸方法：针用泻法。

方义：太冲疏肝理气解郁。内关宽胸理气和胃。气海既可疏调气机，又能固摄精液。三阴交补益肾气。

（二）其他疗法

1. 耳针

取内生殖器、外生殖器、神门、内分泌、心，每次选 2 ~ 4 穴，毫针刺激，隔天 1 次，或埋针、埋籽按压刺激。

2. 穴位敷贴

以露蜂房、白芷各 10 g 研磨，醋调成团，临睡前敷神阙。

第九章

妇产科病证的针推治疗

第一节　月经不调

月经不调是以月经的周期、经量、经色、经质异常为表现的妇科常见病证，其中主要是月经周期改变。月经先期指月经周期提前 7 天以上，并连续 2 个月经周期以上，又称月经提前、经行先期、经早等。月经后期指月经周期延后 7 天以上，并连续 2 个月经周期以上，也称经水过期、经行后期、经期错后、月经稀发、经迟等。月经先后无定期指月经周期时而提前或时而延后达 7 天以上，并连续 2 个月经周期以上，亦称经水无定、月经延期、经乱等。

本证相当于西医学中的功能失调性子宫出血、盆腔炎症、子宫肌瘤等引起的月经紊乱。

一、病因病机

本证多与肝脾肾功能失调、情志不畅、外邪侵犯、冲任不调等因素有关。

1. 血热内扰

素体阳盛，或过食辛热，或肝郁化火，热蕴胞宫；或阴血亏耗，阴虚阳盛，热迫血行，致月经先期而下。

2. 血寒凝滞

经行之际，过食生冷或感受寒凉，胞宫受寒，血为寒凝；或因素体阳虚，阴寒内生，血寒凝滞，致使月经后期才下。

3. 肝气郁滞

情志抑郁或愤怒，气机郁滞，若气滞血行不畅，冲任受阻，则月经后期；若肝气逆乱，疏泄失调，血海蓄溢无常，则经来无定期。

4. 痰湿阻滞

痰湿之体，湿浊内壅；或脾虚生湿聚痰，滞留冲任，致月经后期而下。

5. 气血不足

劳倦过度，饮食失节或素体亏虚，致使脾气虚弱，气血生化之源不足；或久病体虚，产乳、失血过多，气血俱虚。若气虚统摄无权，冲任不固，致月经先期而下；若血虚不能渗灌冲任，则月经后期而至。

6. 肾气亏虚

素体肾虚，或房事不节，孕育过多，损伤冲任，以致肾失闭藏，血海蓄溢无常，则经来无定期。

二、辨证

1. 月经先期

证候：月经周期提前。气不摄血者，经量或多或少，色淡质稀，神疲乏力，气短懒言，小腹坠胀，纳差便溏，舌淡，脉细弱。血热内扰者，兼经量多，色红质粘，夹血块，烦热或潮热，口干，尿黄便干，舌红苔黄，脉弦数或细数。

治法：气不摄血者补气摄血调经；血热内扰者清热凉血调经。

2. 月经后期

证候：月经周期延后，经量少。血寒凝滞者，经色暗，有血块，小腹冷痛，得热痛减，畏寒肢冷，苔白，脉沉紧。肝气郁滞者，兼见经色暗红，或有小血块，小腹作胀，胸胁、乳房胀痛，脉弦。痰湿阻滞者，经色淡紫质黏，胸脘痞满，形体渐胖，舌胖苔腻，脉濡。阴血亏虚者，兼见经色淡，无血块，或小腹隐痛，头晕眼花，心悸少寐，面色苍白或萎黄，舌淡红，脉细弱。

治法：血寒凝滞者温经散寒调经；肝气郁滞者理气行血调经；痰湿阻滞者化痰除湿调经；阴血亏虚者养血益气调经。

3. 月经先后无定期

证候：月经周期不定。肾气不足者，兼见经量少，色淡质稀，神疲乏力，腰骶酸痛，头晕耳鸣，舌淡苔少，脉细尺弱。肝气郁滞者，兼见经量或多或少，色紫红，有小血块，经行不畅，胸胁、乳房及小腹胀痛，脘闷不舒，时叹息，苔薄白或薄黄，脉弦。

治法：肾气不足者补肾调经；肝气郁滞者理气行血调经。

三、针灸治疗

1. 刺灸

取穴：气海、三阴交。

随症配穴：气不摄血见月经先期者，加足三里、脾俞。血热内扰见月经先期者，加太冲、血海。血寒凝滞见月经后期者，加关元、命门、归来。肝气郁滞见月经后期或先后无定期者，加太冲、蠡沟。痰湿阻滞见月经后期者，加丰隆、阴陵泉。阴血亏虚见月经后期者，加肝俞、血海。肾气不足见月经先后无定期者，加肾俞、关元、太溪。月经量多者，加隐白。小腹冷痛者，加灸关元。胸胁胀痛者，加支沟。腰骶痛者，加次髎。

刺灸方法：针用补泻兼施法，可加灸。

方义：气海属任脉，可调理冲任。三阴交为肝、脾、肾经交会穴，为调经要穴。补足三里、脾俞可健脾益气以统经血。泻太冲、血海可清血热以调经。针补艾灸关元、命门、归来可温经散寒，暖宫调经。泻太冲、蠡沟可疏肝理气，活血调经。丰隆、阴陵泉以健脾化痰。补肝俞、血海可滋养肝血，以渗灌冲任。取肾俞、关元、太溪可补益肾气，调理冲任。

2. 耳针

取内生殖器、内分泌、肝、脾、肾、皮质下，每次选 2～4 穴，毫针中度刺激，留针 15～30 分钟，每天或隔天 1 次，或埋针、埋籽刺激。

3. 穴位注射

取子宫、足三里、肝俞、脾俞、肾俞，每次选 2～4 穴，以当归注射液或丹参注射液每穴注射 0.5 mL，每天或隔天 1 次。

4. 头针

取额旁三线，毫针刺激，留针 30 分钟。

四、推拿治疗

1. 基本治法

取穴：气海、关元、子宫、膈俞、肝俞、脾俞、肾俞、八髎、血海、三阴交等。

手法：一指禅推、按、揉、摩、滚、擦等法。

操作：患者仰卧位，先用掌摩法治疗下腹部，从患者右下腹开始向上与脐平，向左移至左脐旁，再向下与中极穴平，然后又向右下腹移动，如此反复数次。接着以一指禅推气海、关元、子宫、中脘。然后，用拇指按揉血海、三阴交。

患者俯卧位，用一指禅推法在背部两侧膀胱经第一侧线上进行治疗，重点在膈俞、肝俞、脾俞、肾俞。

再按揉肝俞、脾俞、肾俞及八髎。擦腰骶部，随之以小鱼际擦法横擦八髎，以有温热感为度。再自下向上捏脊 3 遍。

2. 辨证加减

气不摄血见月经先期者，着重按揉气海、足三里、脾俞。血热内扰见月经先期者，加点按血海、委中、三阴交、太冲。血寒凝滞见月经后期者，加按揉关元、命门、神阙，直擦背部督脉、两侧膀胱经线，透热为度。肝气郁滞见月经后期或先后无定期者，加按揉章门、期门、膻中、太冲，斜擦两胁。痰湿阻滞见月经后期者，加按揉中脘、丰隆、阴陵泉，横擦左背部、腰骶部，透热为度。阴血亏虚见月经后期者，加按揉足三里、太溪，横擦左背部、腰骶部。肾气不足见月经先后无定期者，着重按揉肾俞、关元、太溪，直擦背部督脉、两侧膀胱经线，横擦腰骶部，透热为度。

第二节　痛经

妇女在行经前后或行经期间发生周期性小腹疼痛称为痛经，以青年未婚者多见。

本证相当于西医学中的原发性痛经和继发性痛经，后者如子宫过度前倾和后倾、子宫颈狭窄、子宫内膜增厚、子宫异物、盆腔炎、子宫内膜异位症等所引起的痛经，均可参照本节辨证论治。

一、病因病机

本证多由情志所伤、六淫为害、气血亏虚、肝肾不足所致。

1. 气血瘀滞

素多抑郁，致肝气不舒，气机不利，气滞则血瘀，胞宫受阻，经血流通不畅，不通则痛。

2. 寒湿凝滞

多因经期冒雨涉水，或贪凉饮冷，或久居湿地，风冷寒湿客于胞中，以致经血凝滞不畅，不通而痛。

3. 肝郁湿热

肝郁脾虚，水湿内生，郁而化火；或经期、产后调摄不当，湿热之邪，蕴结胞中，流注冲任，湿热与经血相搏结，瘀滞而成痹阻，不通则痛。

4. 气血亏虚

禀赋不足，脾胃素虚，或大病久病，气血两亏，经期行经下血，血海空虚，冲任、胞宫濡养不足，不荣则痛。

5. 肝肾亏损

禀赋素弱，或多产房劳，损及肝肾，精亏血少，冲任不足，行经之后，精血更虚，胞脉失养而痛；若肾阳不足，冲任、胞宫失于温煦濡养，经行滞而不畅，亦致痛经。

二、辨证

1. 气血瘀滞

证候：经前或经期小腹胀痛拒按，或伴乳胁胀痛和经行量少不畅，色紫黑有块、块下痛减，舌紫暗或有瘀点，脉沉弦或涩。

治法：理气活血，化瘀止痛。

2. 寒湿凝滞

证候：经行小腹冷痛，得热则舒，经量少，色紫暗有块，伴形寒肢冷，小便清长，苔白，脉细或沉紧。

治法：温经暖宫，化瘀止痛。

3. 肝郁湿热

证候：经前或经期小腹疼痛，或痛及腰骶，或感腹内灼热，经行量多质稠，色鲜或紫，有小血块，时伴乳胁胀痛，大便干结，小便短赤，平素带下黄稠，舌红，苔黄腻，脉弦数。

治法：清热除湿，理气止痛。

4. 气血亏虚

证候：经期或经后小腹隐痛喜按，经行量少质稀，神疲肢倦，头晕目花，心悸气短，舌淡，苔薄，脉细弦。

治法：益气养血，调经止痛。

5. 肝肾亏损

证候：经期或经后小腹绵绵作痛，经行量少，色红无块，腰膝酸软，头晕耳鸣，舌淡红，苔薄，脉细弦。

治法：补益肝肾，养血止痛。

三、针灸治疗

（一）刺灸

1. 气血瘀滞

取穴：气海、次髎、太冲、三阴交、合谷。

随症配穴：乳胁胀痛甚者，加乳根。

刺灸方法：针用泻法，可加灸。

方义：气海、次髎、太冲理气活血，化瘀止痛。三阴交为调气血、化瘀滞的常用穴，配气海有理气化瘀止痛的作用。合谷配太冲为开"四关"，能调气止痛。

2. 寒湿凝滞

取穴：关元、中极、水道、地机。

随症配穴：小腹冷痛甚者，加次髎。湿重者，加阴陵泉。

刺灸方法：针用泻法，可加灸。

方义：关元温补元气，加灸可温经暖宫。中极、水道调理冲任，灸之可温经利湿。地机为脾经的郄穴，既可健脾利湿，又可调经理血止痛。

3. 肝郁湿热

取穴：期门、中极、次髎、行间。

随症配穴：乳胁胀痛甚者，加阳陵泉、乳根。少腹热痛者，加蠡沟、血海。大便干结者，加支沟。

刺灸方法：针用泻法。

方义：期门疏肝解郁，清热利湿。中极、次髎能清热除湿，调理冲任。行间为肝经荥穴，可疏肝凉肝，清利湿热。

4. 气血亏虚

取穴：脾俞、足三里、关元、三阴交。

随症配穴：心悸失眠者，加神门。头晕者，加百会。

刺灸方法：针用补法，可加灸。

方义：脾俞、足三里健脾和胃，益气养血。关元、三阴交益气养血，调经止痛。

5. 肝肾亏损

取穴：肝俞、肾俞、照海、关元、三阴交。

随症配穴：头晕耳鸣者，加太溪、悬钟。腰膝酸软者，加命门、承山。

刺灸方法：针用补法，可加灸。

方义：肝俞、肾俞、照海补养肝肾，调理冲任。关元有益肝肾精血、调冲任督带的作用。三阴交可补肾调肝扶脾，加强调经止痛之功。

（二）耳针

取内生殖器、内分泌、交感、肝、肾、神门，每次选 2 ~ 4 穴，毫针中度刺激，经期每天 1 次或 2 次，经前经后隔天 1 次。

（三）皮肤针

扣打少腹任脉、肾经、脾经和腹股沟部以及腰骶部督脉、膀胱经，疼痛剧烈者用重刺激；发作前或疼痛较轻或体质虚弱者用中度刺激。

（四）穴位注射

取三阴交、十七椎，选用当归注射液、安痛定各 4 mL，于月经来潮前 2 ~ 3 天或经期内每穴注入 2 mL。共注射 2 ~ 4 次，治疗 2 个月经周期。

（五）艾灸

以艾条温灸关元、曲骨、子宫、三阴交诸穴，每穴 3 ~ 5 分钟。

四、推拿治疗

1. 基本治法

取穴：气海、关元、曲骨、肾俞、八髎、三阴交等。

手法：一指禅推、摩、按、揉、搓、擦等法。

操作：患者仰卧位，用摩法顺时针方向摩小腹，一指禅推或揉气海、关元、曲骨。

患者俯卧位，攘腰部脊柱两旁及骶部，用一指禅推或按揉肾俞、八髎，以酸胀为度。擦八髎，以透热为度。按揉三阴交，以酸胀为度。

患者坐位或侧卧位，实证痛经患者若第一至第四腰椎（大部分在第二腰椎）有棘突偏歪及轻度压痛者，可用旋转复位或斜扳法。

2. 辨证加减

气血瘀滞者，加按揉章门、期门、肝俞、膈俞，拿血海、地机。寒湿凝滞者，加按揉血海、阴陵泉、三阴交。直擦背部督脉、膀胱经，横擦肾俞、命门，以透热为度。肝郁湿热者，加按揉曲泉、蠡沟、行间、委中。气血亏虚者，加按揉脾俞、胃俞、中脘、足三里。直擦背部督脉、膀胱经，横擦脾俞、胃俞，以透热为度。肝肾亏损者，加一指禅推或按揉太溪、复溜、肝俞。直擦背部督脉、膀胱经，横擦肾俞、命门、八髎，以透热为度。

第三节　闭经

闭经是以女子年满 18 周岁，月经尚未来潮，或已行经非怀孕又中断 3 个月以上的月经病。前者称为原发性闭经，后者称为继发性闭经。闭经又名经闭或不月，妊娠期、哺乳期或生活变迁、精神因素影响等出现停经（3 个月内），因月经可自然恢复不属闭经的范畴。

西医学中的下丘脑性、垂体性、卵巢性等内分泌障碍引起的闭经均可参照本节治疗。

一、病因病机

本证病因病机较为复杂，但不外虚实两端。虚者因肝肾亏虚或气血虚弱，实者由气滞血瘀、痰湿阻滞、血寒凝滞引起。

1. 肾气不足

禀赋不足，肾精未充，冲任失于充养，壬癸不至或多产房劳，堕胎久病，肾气受损，导致闭经。

2. 气血亏虚

饮食劳倦，或忧思过极，损伤心脾，化源不足，大病久病，堕胎小产，吐血下血，虫积伤血，致冲任空虚，无血可下。

3. 气滞血瘀

情志怫郁，郁怒伤肝，肝气郁结，气滞血瘀，胞脉壅塞，经血不得下行。

4. 痰湿阻滞

形体肥胖，痰湿内生；或脾阳失运，湿聚成痰，脂膏痰湿阻滞冲任，胞脉闭而经不行。

5. 阴虚内热

素体阴虚，或久病耗血，失血伤阴，精血津液干涸，均可发为虚劳闭经。

6. 血寒凝滞

经期产后，过食生冷，或外感寒邪，寒凝血滞，而致经闭。

二、辨证

1. 肾气不足

证候：年逾 18 周岁，月经未至或来潮后复闭，素体虚弱，头晕耳鸣，腰腿酸软，腹无胀痛，小便频数，舌淡红，苔少，脉沉弱或细涩。

治法：益肾调经。

2. 气血亏虚

证候：月经周期后延，经量偏少，经色淡而质薄，继而闭经，羸瘦萎黄，头晕目眩，心悸气短，食欲不振，神疲乏力，舌淡边有齿印，苔薄，脉无力。

治法：益气养血调经。

3. 气滞血瘀

证候：月经数月不行，精神抑郁，烦躁易怒，胸胁胀满，少腹胀痛或拒按，舌边紫暗或有瘀点，脉沉弦或沉涩。

治法：理气活血调经。

4. 痰湿阻滞

证候：月经停闭，形体肥胖，神疲嗜睡，头晕目眩，胸闷泛恶，多痰，带下量多，苔白腻，脉濡或滑。

治法：豁痰除湿通经。

5. 阴虚内热

证候：月经先多后少，渐至闭经，五心烦热，颧红升火，潮热盗汗，口干舌燥，舌红或有裂纹，脉细数。

治法：滋阴清热调经。

6. 血寒凝滞

证候：经闭不行，小腹冷痛，得热痛减，四肢欠温，大便不实，苔白，脉沉紧。

治法：温经散寒调经。

三、针灸治疗

(一) 刺灸

1. 肾气不足

取穴：肾俞、关元、太溪、三阴交。

随症配穴：腰酸者，加命门、腰眼。

刺灸方法：针用补法，可加灸。

方义：肾俞、关元补肾益气调经。太溪为肾经原穴，有益肾的作用。三阴交补肾调肝扶脾，养血调经。

2. 气血亏虚

取穴：脾俞、膈俞、气海、归来、足三里、三阴交。

随症配穴：纳少者，加中脘。心悸者，加内关。

刺灸方法：针用补法，可加灸。

方义：脾俞与血会膈俞健脾养血。气海、归来益气养血调经。足三里配三阴交健脾益气，养血调经。

3. 气滞血瘀

取穴：太冲、气海、血海、地机。

随症配穴：少腹胀痛或拒按者，加四满。胸胁胀满加期门、阳陵泉。

刺灸方法：针用泻法，可加灸。

方义：太冲配气海可理气通经，调理冲任。血海配地机，能行血祛瘀通经。

4. 痰湿阻滞

取穴：脾俞、中脘、中极、三阴交、丰隆。

随症配穴：白带量多者，加带脉、阴陵泉。胸闷泛恶者，加膻中。

刺灸方法：针用平补平泻法，可加灸。

方义：脾俞、中脘健脾胃化痰湿。中极、三阴交利湿调经。丰隆健脾化痰湿。

5. 阴虚内热

取穴：肾俞、肝俞、关元、三阴交、太溪、行间。

随症配穴：潮热盗汗者，加膏肓、然谷。大便燥结者，加照海、承山。

刺灸方法：针用补法。

方义：肾俞、肝俞补益肝肾，滋阴清热。关元、三阴交补肾滋阴，调理冲任。太溪配行间养阴清热调经。

6. 血寒凝滞

取穴：关元、命门、三阴交、归来。

随症配穴：小腹冷痛者，加灸神阙。

刺灸方法：针用泻法，可加灸。

方义：关元、命门可温经散寒，调理冲任。三阴交、归来活血通经。

（二）耳针

取内生殖器、内分泌、皮质下、肝、脾、肾、神门，每次选用 2 ~ 4 穴，毫针中度刺激，隔天或每天 1 次。

（三）电针

取归来、三阴交，中极、地机，天枢、血海三组穴位，每次选 1 组或 2 组，或各组穴位交替使用。针刺后通疏密波脉冲电流 10 ~ 20 分钟，隔天或每天 1 次。

四、推拿治疗

1. 基本治法

取穴：关元、气海、肝俞、脾俞、肾俞、血海、足三里、三阴交等。

手法：一指禅推、摩、按、揉、擦、擦法。

操作：患者仰卧位，用摩法顺时针方向治疗小腹，手法要求深沉缓慢，按揉关元、气海、血海、足三里、三阴交。

患者俯卧位，用一指禅推法治疗腰背部膀胱经，重点在肝俞、脾俞、肾俞，或用擦法在腰背部脊柱两旁治疗，然后再按揉上述穴位，以酸胀为度。

2. 辨证加减

肾气不足者，着重按揉肾俞、命门、八髎。直擦背部督脉及两侧膀胱经，横擦腰骶部，以透热为度。气血亏虚者，摩腹重点在关元、气海、中脘。直擦背部督脉，横擦脾俞、胃俞，透热为度。气滞血瘀者，加按揉期门、膻中、太冲，直擦背部督脉及两侧膀胱经，斜擦两胁。痰湿阻滞者，加按揉中脘、建里、八髎，横擦左侧背部及腰骶部，以透热为度。阴虚内热者，加直擦背部督脉及两侧膀胱经，横擦左侧背部及腰骶部，擦涌泉，按揉太溪。血寒凝滞者，加按揉神阙、命门，直擦背部督脉及两侧膀胱经，透热为度。

第四节　崩漏

崩漏病是指妇女不规则的阴道出血。"崩"是指经血量多、暴下不止，"漏"是指经血量少、淋漓不尽。在发病过程中，两者常交替出现或互相转化，故以崩漏并称。又称崩中、漏下或崩中下血，是妇科常见病，亦是疑难重症。发病以青春期、更年期或产后为多见。

西医学中的功能性子宫出血、子宫内膜脱落不全、盆腔炎及生殖系统肿瘤等引起的阴道出血可参照本节治疗。

一、病因病机

本证主要因冲任损伤、固摄无权、经血失其制约，故非时而至。

1. 血热

素体阳盛，或感受热邪，或过食辛辣助阳之品，酿成实火；或情志失畅，肝郁化火，伏于冲任，内扰血海，迫血妄行。

2. 瘀血

七情损伤，肝气郁结，气滞血瘀；或经期、产后余血未尽，复感外邪，或夹内伤，瘀阻胞宫，恶血不去，新血不得归经而成崩漏。

3. 肾虚

素体肾虚，或早婚、房劳、多产、年老而致肾衰，肾阳不足，肾失封藏之司，冲任不固，发为崩漏；或肾阴不足，虚火内炽，血海扰动，冲任失约而成崩漏。

4. 脾虚

忧思过度或饮食劳倦，伤及脾胃，中气下陷，统摄无权，致气不摄血，冲任失固，经血妄下。

二、辨证

1. 血热内扰

证候：经血非时忽然大下，或淋漓日久不净，色深红或紫色，质黏稠，面红，口干身热，溲赤便秘，舌红，苔黄或干糙，脉弦数或滑数。

治法：清热凉血，止血调经。

2. 瘀滞胞宫

证候：阴道出血淋漓不净或忽然急下量多，经色紫暗，质稠，夹有血块，小腹疼痛拒按，血块下则痛减，舌紫暗，苔薄白，脉弦紧或沉涩。

治法：活血化瘀，止血调经。

3. 肾虚

证候：肾阳亏虚见阴道出血量多或淋漓不尽，色淡质稀，形寒肢冷，面色晦暗，小腹冷痛，腰膝酸软，小便清长，舌淡胖，有齿痕，苔薄白，脉沉细。肾阴亏虚见阴道出血量时多时少或淋漓不止，色鲜红，质稍稠，头晕耳鸣，五心烦热，失眠盗汗，舌红，无苔或花剥苔，脉细数。

治法：肾阳亏虚者温肾固冲，止血调经；肾阴亏虚者滋肾养阴，止血调经。

4. 气不摄血

证候：阴道出血量多或淋漓不尽，色淡质稀，伴少腹坠胀，面色萎黄，动则气促，神情倦怠，纳呆，便溏，舌淡，苔薄白，脉细弱或芤而无力。

治法：益气摄血，养血调经。

三、针灸治疗

（一）刺灸

1. 血热内扰

取穴：血海、中极、行间、水泉、隐白。

随症配穴：面红身热者，加大椎、曲池。便秘者，加天枢。

刺灸方法：针用泻法，隐白可刺血。

方义：血海调理血分，有清热凉血的作用。中极穴近胞宫，可疏调局部经气。行间为肝经荥穴，配肾经水泉以凉血止血。隐白刺血可泄热凉血止血，是治疗崩漏之效穴。

2. 瘀滞胞宫

取穴：地机、血海、膈俞、中极、三阴交。

随症配穴：小腹痛甚者，加四满、太冲。

刺灸方法：针用泻法，可加灸。

方义：地机配血海、膈俞可活血化瘀，调经止血。中极、三阴交祛瘀血，理胞宫。

3. 肾虚

取穴：肾俞、交信、三阴交、子宫。

随症配穴：肾阳亏虚者，加关元、命门。肾阴亏虚者，加阴谷、太溪。腰膝酸软者，加大肠俞、委阳。失眠者，加神门、四神聪。

刺灸方法：针用补法，肾阳亏虚可加灸。

方义：肾俞强壮肾气。交信为阴跷脉郄穴，可调经止血。三阴交为足三阴经之交会穴，可补肾调经。子宫为经外奇穴，可固胞宫止崩漏。配关元、命门以温肾助阳。配阴谷、太溪以滋肾养阴。

4. 气不摄血

取穴：脾俞、足三里、气海、百会、隐白。

随症配穴：便溏者，加天枢、公孙。

刺灸方法：针用补法，可加灸。

方义：脾俞、足三里、气海健脾益气，固摄经血。百会升提阳气，止下漏之血。隐白为治疗崩漏之效穴。

（二）耳针

取内生殖器、内分泌、肝、脾、肾、神门，每次选 2～4 穴，毫针中度刺激，留针 1～2 小时，每天或隔天 1 次。

（三）皮肤针

扣打腰椎至尾椎、下腹部任脉、腹股沟部、下肢足三阴经，中度刺激。

四、推拿治疗

1. 基本治法

取穴：中脘、气海、关元、中极、八髎、肝俞、脾俞、肾俞、血海、三阴交等。

手法：一指禅推、按、揉、振、擦、摩等法。

操作：患者仰卧位，先用一指禅推中脘、气海、关元、中极等穴，并于少腹部施摩法，再施振法于少腹部。按揉血海、三阴交。

患者俯卧位，用一指禅推法从背部沿两侧膀胱经上下往返 8～10 次，然后用较重的按揉法施于肝俞、脾俞、肾俞，施擦法于八髎，透热为度。

2. 辨证加减

血热内扰者，加点按血海、委中、三阴交，按揉大椎。瘀滞胞宫者，加按揉章门、期门、膈俞，摩少腹部，使热量渗透。肾虚者，加直擦背部督脉及两侧膀胱经，横擦肾俞、命门、八髎，透热为度；肾阴虚者再加擦涌泉。气不摄血者，着重摩中脘，点按脾俞、胃俞、地机。

第十章

儿科病证的针推治疗

第一节　便秘

小儿便秘临床可见大便干结，伴腹痛、腹胀等症。正常小儿基本每天 1 次或 2 天 1 次。若超过 48 小时不排便，且粪便干燥难解，即称便秘。便秘的诊断主要取决于大便的性质，不能简单地视大便的次数。正常婴儿偶尔一日未解大便，不能叫作便秘。本病是小儿常见病之一。

一、病因病机

（1）乳母饮食不节，过食辛热厚味，喂养时未加注意，以致患儿肠胃积热，气滞不行，或于热病后耗伤津液，导致肠道燥热，津液失于输布而不能下润，于是大便秘结，难于排出。

（2）小儿先天不足，身体虚弱；或病后体虚，气血亏损。气虚大肠传送无力，血虚津少不能滋润大肠，以致大便排出困难。

二、辨证

（1）主症：大便干结，数日不下。

（2）实秘：面赤身热，口渴欲饮，小便短赤，纳食减少，腹部胀痛而硬，苔黄燥，指纹色紫。

（3）虚秘：面色㿠白无华，神疲气怯，哭声无力，大便努挣难下，舌淡苔薄，指纹色淡。

三、针灸治疗

（一）基本治疗

治法：行气通便。取大肠俞募穴及足阳明胃经穴位为主。

处方：大肠俞、天枢、支沟、上巨虚。

配穴：实秘加合谷、曲池、中脘泄热通便；虚秘加脾俞、胃俞、足三里，益气生血。

方义：便秘的病位在大肠，主要是大肠的传导功能失常所致。大肠俞与天枢为俞募配穴，上巨虚为大肠的下合穴，三穴均为治大肠腑病的主要大穴，支沟直通三焦气机，是通便的有效穴位，四穴同用，为治疗便秘的基本处方。

操作：毫针浅刺。

（二）其他治疗

耳针：直肠下段、大肠区、皮质下、交感、脾。每次取 2～3 穴，毫针中等刺激，留针 20～30 分钟，每隔 5 分钟捻转 1 次，每天或隔天 1 次，10 次为 1 疗程。

四、推拿治疗

（一）实秘

1. 治法

行气泄热通便。

2. 取穴及手法

清脾经、清胃经、清肺经、清大肠、退六腑、摩腹、揉龟尾、推下七节骨、揉膊阳池。

3. 操作

（1）清脾经：医生以左手示指置于患儿之左拇指掌侧，以拇指置于其拇指末节背侧。以右手示、中二指夹持固定其腕部，以拇指罗纹面或其桡侧面自拇指根向拇指尖推 200～300 次。

（2）清胃经：医生以左手握持患儿之左手，拇、示二指夹持固定其左拇指及其掌指关节，以右手拇指指腹或桡侧面，自掌根推向拇指根 300～500 次。

（3）清肺经：医生以左手拇、示二指夹持固定患儿左手环指，使其指尖朝上，掌心朝外，以右手拇指罗纹而自环指尖向环指第 2 指间关节横纹推 100～200 次。

（4）清大肠：医生以左手托住患儿之左手，使其手掌侧置，右手示、中二指夹住其拇指，以拇指桡侧面，由虎口直推至示指尖 200～300 次。

（5）退六腑：医生以左手持患儿之左手，示指在上伸直，抚患儿前臂，再以右手示、中二指自肘尖推至大横纹尺侧头之阴池 100～150 次。

（6）摩腹：患儿仰卧，医生以全掌或示、中、环三指指腹，在上腹部顺时针方向摩 3～5 分钟。

（7）分腹阴阳：患儿仰卧，医生用两拇指指腹自剑突沿肋弓向两旁分推 50～100 次。

（8）揉龟尾：患儿俯卧，医生用拇指或中指端按揉龟尾穴 50～100 次。

（9）推下七节骨：患儿俯卧，医生以拇指或示、中二指指腹自第 2 腰椎棘突向尾骨尖推 100～200 次。

（10）揉膊阳池：医生用左手托住患儿之左手，使其掌心向下，以右手拇指或中指端揉膊阳池 100～150 次。

（二）虚秘

1. 治法

益气滋阴通便。

2. 取穴及手法

补脾经、推三关、补肺经、补肾经、清大肠、揉二马、捏脊、揉膊阳池、揉足三里、推下七节骨。

3. 操作

（1）补脾经：医生以左手示指置于患儿之左拇指掌侧，以拇指置于其拇指末节背侧，使其拇指微屈。以右手示、中二指夹持固定患儿之腕部，用拇指罗纹面或其桡侧面自拇指尖向拇指根部推 200～300 次。

（2）补肺经：医生以左手拇、示二指夹持固定患儿左手环指，使其指尖朝外，掌心朝上，用右手示、中二指夹持固定患儿之腕部，以拇指桡侧面自环指尖推向其第 2 指间关节横纹 100～200 次。

（3）补肾经：医生用左手握患儿之左手，使其掌心朝上，以右手拇指端，从阴池穴推至小指尖 100～200 次。

（4）清大肠：医生以左手托住患儿之左手，使其手掌侧置，右手示、中二指夹持住其拇指，以拇指桡侧面由虎口直推至示指尖 100～200 次。

（5）推三关：患儿左手臂伸直，掌心向内，医生以左手握住患儿腕关节尺侧，示指在下伸直，托住患儿前臂，右手示、中二指并拢或用拇指桡侧自大横纹桡侧阳池直推至曲池穴 100～200 次。

（6）揉二马：医生以左手握住患儿之左手，使其掌心向下，以右手拇指或中指端揉二马穴 100～150 次。

（7）捏脊：患儿俯卧，充分暴露脊背，医生以拇指指面与示、中二指指面相对用力，由尾部向颈部轻轻提捏脊部皮肤，提捏 3～5 遍。

（8）揉膊阳池：医生用左手托住患儿之左手，使其掌心向下，以右手拇指或中指端揉膊阳池穴 100～150 次。

（9）揉足三里：患儿仰卧，医生以右手拇指揉足三里穴 1～2 分钟

（10）推下七节骨：患儿俯卧，医生以拇指或示、中二指指腹自第 2 腰椎棘突向尾骨尖推 100～200 次。

第二节　腹痛

小儿腹痛属于中医学"胁痛""胃痛""腹痛"等病的范畴。腹痛是临床上小儿常见的一个症状，可见于多种疾病中。由于腹腔中有很多重要脏器和经脉，因此腹痛病因非常复杂，凡脏腑、经脉的病变均可引起腹痛。

本节所述腹痛主要为腹部受寒，或由于乳食停滞，或由于虫积腹中引起的腹痛，而不包括外科急腹症之腹痛，治疗时需特别注意，以防贻误病情。

一、病因病机

1. 感受外邪

由于护理不当，或气候突然变化，小儿腹部为风寒冷气所侵。寒凝不散，搏结肠间，以致气机阻滞，不通则痛。

2. 乳食积滞

由于乳食不节，暴饮暴食，或恣食生冷食物，停滞中焦，气机受阻，而致腹痛。

3. 虫积

由于感染蛔虫，扰动肠中，或窜行胆管，或虫多而扭结成团，阻滞气机而致气滞作痛。

4. 脾胃虚寒

由于平素脾胃虚弱，或久病脾虚，致脾阳不振，运化失司，寒湿滞留，气血不足以温养而致腹痛。

二、辨证

（1）主症：腹痛时作，哭叫不安。

（2）寒痛：腹痛急暴，常在受凉或饮食生冷后发生，遇冷更剧，得热痛减，面色青白，或兼大便清稀，舌淡苔白滑，指纹色红。

（3）伤食痛：腹部胀满疼痛、拒按，厌食，嗳腐吞酸，恶心呕吐，矢气频作，腹泻或便秘，苔厚腻，脉滑。

（4）虫痛：腹痛突然发作，脐周痛甚，时发时止，有时可在腹部摸到蠕动之块状物，时隐时现，有便虫病史，形体消瘦，食欲不佳，或嗜食异物；如蛔虫窜行胆管则痛如钻顶，时发时止，伴见呕吐。

（5）虚寒腹痛：腹痛隐隐，喜温喜按，面色萎黄，形体消瘦，食欲不振，易发腹泻，舌淡苔薄，指纹色淡。

三、针灸治疗

1. 基本治疗

治法：健脾和胃，行气止痛。取脾胃俞募穴及足阳明胃经穴位为主。

处方：足三里、合谷、中脘。

配穴：寒痛加内关，灸神阙；伤食痛加内庭；虫痛加阳陵泉、胆囊穴；虚寒痛加脾俞、胃俞、肾俞。

方义：婴幼儿腹痛的病位主要在脾胃，主要是脾胃的运化功能失常所致。足三里、中脘温中理气，健运脾胃，合谷为大肠的原穴，三穴均为调理脾胃的重要穴位，三穴同用，为治疗婴幼儿腹痛的基本处方。

操作：毫针浅刺。

2. 其他治疗

耳针：取大肠、小肠、胃、脾、神门、交感，每次取 2 ~ 3 穴，毫针中等刺激，留针 20 ~ 30 分钟，每隔 5 分钟捻转 1 次，每天或隔天 1 次，10 次为 1 疗程；或耳部贴压王不留行籽。

四、推拿治疗

（一）寒痛

1. 治法

温中散寒，理气止痛。

2. 取穴及手法

补脾经、天门入虎口、揉外劳宫、推三关、摩揉肚脐、掐揉－窝风、拿肚角。

3. 操作

（1）补脾经：医生以左手示指置于患儿之左拇指掌侧，以拇指置于其拇指末节背侧，使其拇指微屈。以右手示、中二指夹持固定患儿之腕部，用拇指罗纹面或其桡侧面自拇指尖向拇指根部推200～300次。

（2）天门入虎口法：医生以左手拇、中二指拿患儿拇指，示指托患儿指根，右手示、中二指兜持患儿示、中、环、小四指根部，使手指向上，掌心向外，以右手拇指桡侧面，自患儿之拇指尖沿尺侧缘赤白肉际侧推入虎口20～30次。然后，揉板门穴30～50次。

（3）揉外劳宫：术者一手持患儿四指令掌背向上，另一手中指端揉穴处，揉100～300次。

（4）推三关：患儿左手臂伸直，掌心向内，医生以左手握住患儿腕关节尺侧，示指在下伸直，托住患儿前臂，右手示、中二指并拢或用拇指桡侧自大横纹桡侧阳池直推至曲池穴100～200次。

（5）摩揉肚脐：患儿仰卧，医生以掌心或示、中、环三指指面，摩肚脐3～5分钟，继以掌根或示、中、环三指指面顺时针揉肚脐100～200次。

（6）掐揉－窝风：医生一手托患儿手掌，使其掌背向上，以另一手拇指甲掐－窝风穴3～5次。以拇指或示指端揉－窝风穴50～100次。

（7）拿肚角：患儿仰卧，医生以拇、示、中三指，向肚角深处拿3～5次。

（二）伤食痛

1. 治则

消食导滞，和中止痛。

2. 取穴及手法

清补脾经、清大肠、揉板门、掐揉－窝风、运内八卦、揉中脘、分阴阳、按弦走搓摩、分腹阴阳、拿肚角、天门入虎口法、推下七节骨。

3. 操作

（1）清补脾经：医生以左手示指置于患儿左手拇指掌侧，拇指置于其背侧，以右手示、中二指夹持固定其腕部，以拇指自患儿拇指尖至拇指根来回直推200～300次。

（2）清大肠：术者一手持患儿示指以固定，以另一手拇指指端由患儿虎口推向示指尖100～500次。

（3）揉板门：医生以左手持患儿左手，使其掌心朝上，医生用右手拇指端揉板门穴200～300次。

（4）掐揉－窝风：医生一手托患儿手掌，使其掌背向上，以另手拇指甲掐－窝风穴3～5次，以拇指或食端揉－窝风穴50～100次。

（5）运内八卦：术者一手持患儿四指以固定，掌心向上，拇指按定离宫，另一手示指、中指夹持患儿拇指，拇指自乾宫运至兑宫，运100～500次。

（6）揉中脘：患儿仰卧，医生以拇指或中指端揉中脘穴2～3分钟。

（7）分阴阳：医生以两手示指按于患儿掌根之两侧，中指托患儿手背，环、小指固定其四指，用双拇指由总筋穴分别向两侧分推50～100次。

（8）分腹阴阳：患儿仰卧。医生以两拇指腹自剑突部沿肋弓向两侧分推50～100次。

（9）按弦走搓摩法：患儿两上肢抬起，医生两手五指并拢，由上而下自患儿两胁来回搓摩至肚角处，手掌要贴紧皮肤，如按弦状，搓摩50～100次。

（10）拿肚角：患儿仰卧，医生以拇、示、中三指，向肚角深处拿3～5次。

（11）天门入虎口法：医生以左手拇、中二指拿患儿拇指，示指托患儿指根，右手示、中二指兜持患儿示、中、环、小四指根部，使手指向上，掌心向外。以右手拇指桡侧面，自患儿之拇指尖沿尺侧缘赤白肉际侧推入虎口 20 ~ 30 次；然后，揉板门穴 30 ~ 50 次。

（12）推下七节骨：患儿俯卧，医生以拇指桡侧或示、中二指指腹、自第 4 腰椎棘突向尾骨尖推 50 ~ 100 次。

（三）虫痛

1. 治法

温中行气，安蛔止痛。

2. 取穴及手法

掐揉 – 窝风、揉外劳宫、推三关、摩腹、揉脐。

3. 操作

（1）掐揉 – 窝风：医生一手托患儿手掌，使其掌背向上，以另一手拇指甲掐 – 窝风穴 3 ~ 5 次，以拇指或食端揉 – 窝风穴 50 ~ 100 次。

（2）揉外劳宫：医生一手托住患儿之手，使其掌心向下。以另一手拇指或中指端揉外劳宫穴 200 ~ 300 次。

（3）推三关：患儿左手臂伸直，掌心向内，医生以左手握住患儿腕关节尺侧，示指在下伸直，托住患儿前臂，右手示、中二指并拢或以拇指桡侧自大横纹桡侧阳池直推至曲池穴 200 ~ 300 次。

（4）摩腹：患儿仰卧，医生以全掌或示、中、环三指指面，以顺时针方向摩上腹部 3 ~ 5 分钟。

（5）揉脐：患而仰卧，医生以掌根或示、中、环三指指面顺时针揉肚脐 100 ~ 200 次。

（四）虚寒腹痛

1. 治法

温补脾肾，益气止痛。

2. 取穴及手法

补脾经、补肾经、推三关、揉外劳宫、揉中脘、揉脐、按揉足三里、拿肚角。

3. 操作

（1）推三关：患儿左手臂伸直，掌心向内，医生以左手握住患儿腕关节尺侧，示指在下伸直，托住患儿前臂，右手示、中二指并拢或以拇指桡侧自大横纹桡侧阳池直推至曲池穴 200 ~ 300 次。

（2）揉外劳宫：医生一手托住患儿之手，使其掌心向下，以另一手拇指或中指端揉外劳宫穴 200 ~ 300 次。

（3）揉中脘：患儿仰卧，医生以拇指或中指端揉中脘穴 2 ~ 3 分钟

（4）揉脐：患儿仰卧，医生以掌根或示、中、环三指指面顺时针揉肚脐 100 ~ 200 次。

（5）揉足三里：患儿仰卧，医生以拇指揉足三里穴 2 ~ 3 分钟。

（6）拿肚角：患儿仰卧，医生以拇、示、中三指，向肚角深处拿 3 ~ 5 次。

第三节　疳积

疳积俗称"奶痨"，是疳证与积滞的总称。积滞是指小儿伤于乳食，停聚不化，气滞不行，损伤脾胃所形成的一种慢性消化功能紊乱的综合征。疳证是积滞的进一步发展，积久不化则转化为疳证，往往是积滞的进一步发展，所以有"无积不成疳"之说。

积和疳不仅有因果关系，而且在临床上有轻重之别，二者关系密切，难以分开，故统称为疳积。疳积与西医学的"小儿营养不良"相类似。

一、病因病机

1. 乳食不节，伤及脾胃

脾主运化，胃主受纳，小儿乳食不节，过食肥甘生冷，伤及脾胃，脾胃失司，受纳运化失职，升降不调，乃成积滞。积滞日久，脾胃更伤，转化为疳。

2. 脾胃虚弱

小儿脏腑娇嫩、脾胃薄弱，饮食稍有不当或其他原因，乳食难于腐熟，而使乳食停积，阻碍气机，时日渐久，致使营养失调，患儿羸瘦，气血虚衰，发育障碍。

乳食积滞与脾胃虚弱互为因果，积滞可伤及脾胃，脾胃虚弱又能产生积滞，故临床上多互相兼夹为患。此外感染虫症和某些慢性疾病也常为本病的原因。

二、辨证

（1）主症：形体消瘦，体重不增，精神不振，夜眠不安。

（2）积滞伤脾：腹部胀满，纳食不香，大便不调，常有恶臭，舌苔厚腻。

（3）气血亏虚：面色萎黄或㿠白，毛发枯黄稀疏，骨瘦如柴，精神萎靡或烦躁，哭声低微，四肢不温，发育障碍，腹部凹陷，大便溏泄，舌淡苔薄，指纹色淡。

三、针灸治疗

（一）基本治疗

治法：和脾、健运、补益。取足阳明胃经和经验穴为主。

处方：中脘、足三里、公孙、四缝。

配穴：积滞伤脾加下脘、璇玑、腹结；气血亏虚加脾俞、胃俞、章门、关元；感染虫疾，加百虫窝、天枢。

方义：中脘为胃之募穴，足三里为胃之合穴，公孙为脾经络穴，四缝为治疳积之要穴，四穴相配以消积导滞、健脾益中；下脘，璇玑行气导滞而清宿食，腹结除脘腹膨胀；胃俞、脾俞、章门、关元以健脾益气；百虫窝为驱虫之验穴，配天枢疏通大肠积滞。

操作：婴幼儿可单刺不留针，隔天1次，5次为1疗程。四缝穴用三棱针刺0.5～1分。出针后挤出黄色液体，用消毒干棉球拭干，隔天1次。

（二）其他治疗

1. 皮肤针

叩刺华佗夹脊穴（自第7胸椎～第5腰椎），足太阳膀胱经背部双侧第1侧线。点刺脾俞、胃俞、三焦俞、气海俞、足三里、四缝穴。轻刺激，每次叩刺10～20分钟，隔天1次，10次为1疗程。

2. 穴位埋线

在长强穴上2寸皮肤处用丝线缝合1针，打结后敷上消毒纱布。

3. 穴位敷贴

用双侧内关、神阙。选用桃仁、杏仁、山栀等分研末，加冰片、樟脑少许，研末拌匀备用。取药末15～20g，用鸡蛋清调匀涂于穴位上，24小时除去。

四、推拿治疗

（一）积滞伤脾

1. 治法

消积导滞，调理脾胃。

2. 取穴及手法

补脾经、揉板门、运内八卦、揉中脘、捏脊、按弦走搓摩、分腹阴阳、揉天枢、按揉足三里，兼有食积加清胃经。

3. 操作

（1）补脾经：术者以左手将患儿拇指屈曲，以右手拇指端循患儿拇指指尖桡侧缘向指根方向直推100～500次。

（2）揉板门：医生以左手持患儿之左手，使其掌心朝上，以右手拇指或示指端按揉板门穴200～300次。

（3）运内八卦：医生以左手握患儿左手四指，使其掌心向上，并用拇指压在患儿离宫穴上，右手示、中二指夹住患儿拇指，然后以右拇指端自乾宫向坎宫运至兑宫为一遍，运 100 ~ 150 遍。

（4）揉中脘：患儿仰卧，医生以示、中、环三指指腹在中脘穴揉 100 ~ 300 次。

（5）捏脊：患儿俯卧，充分暴露脊背，医生以拇指指面与示、中二指指面相对用力，由尾部向颈部轻轻提捏脊背皮肤，提捏 3 ~ 5 遍。

（6）按弦走搓摩：患儿两上肢抬起，医生两手五指并拢，由上向下自患儿两胁来回搓摩至肚角处。手掌要贴紧皮肤如按弦状，搓摩 50 ~ 100 次。

（7）分腹阴阳：患儿仰卧，医生以两拇指指腹，自剑突下沿肋弓向两旁分推 50 ~ 100 次。

（8）揉天枢：患儿仰卧，医生以拇示指指腹揉天枢穴 50 ~ 100 次。

（9）按揉足三里：患儿仰卧，医生以拇指按揉足三里穴 2 ~ 3 分钟。

（10）清胃经：医生以左手握持患儿之左手，拇、示二指夹持固定其左拇指及其掌指关节，以右手拇指指腹或桡侧面，自掌根推向拇指根 200 ~ 300 次。

（二）气血亏虚

1. 治法

温中健脾，补益气血。

2. 取穴及手法

补脾经、补肾经、推三关、揉外劳宫、运内八卦、掐揉四横纹、揉中脘、分腹阴阳、按揉足三里、捏脊。

3. 操作

（1）补脾经：术者以左手将患儿拇指屈曲，以右手拇指端循患二拇指指尖桡侧缘向指根方向直推 100 ~ 500 次。

（2）补肾经：医生以左手握患儿之左手，使其掌心朝上，以右手拇指指端，从阴池穴推至小指尖 300 ~ 500 次。

（3）推三关：患儿左手臂伸直，掌心向内，医生以左手握住患儿腕关节尺侧，示指在下伸直，托住患儿前臂，右手示、中二指并拢或用拇指桡侧自大横纹桡侧阳池直推至曲池穴 100 ~ 200 次。

（4）揉外劳宫：术者一手持患儿四指，令掌背向上，另一手中指端揉穴处，揉 100 ~ 300 次。

（5）运内八卦：医生以左手握患儿左手四指，使其掌心向上，并用拇指压在其离宫上，以右手示、中二指夹住患儿拇指，然后以右拇指端自乾宫至坎宫，运 100 ~ 200 次。

（6）掐揉四横纹：医生以左手握患儿之左手掌，使其掌心向上，手指略背伸，以右手拇指甲自示指至小指依次掐揉，掐 3 ~ 5 次。

（7）揉中脘：患儿仰卧，医生以示、中、环三指指腹在中脘穴揉 100 ~ 300 次。

（8）分腹阴阳：患儿仰卧，医生以两拇指指腹自剑突下沿肋弓向两旁分推 50 ~ 100 次。

（9）揉足三里：患儿仰卧，医生以拇指按揉足三里穴 2 ~ 3 分钟。

（10）捏脊：患儿俯卧，充分暴露脊背，医生以拇指指面与示、中二指指面相对用力，由尾部向颈部轻轻提捏脊背皮肤，提捏 3 ~ 5 遍。

第四节 呕吐

呕吐是小儿较为常见的症状，可见于多种疾病中。临床以有物有声为呕，有物无声为吐，由于呕与吐往往同时并作，故统称为呕吐。小儿脾胃薄弱，功能尚未健全，感受风、寒、暑、湿等病邪，常可侵扰脾胃，使胃失和降，胃气上逆而致呕吐。平时饮食过多等原因亦可损伤脾胃，影响消化而致呕吐。此外平素身体虚弱，脾胃功能低下，不能正常运化，如喂养不当，也可引起呕吐、另外，尚有小儿乳后有少量乳汁倒流口腔，从口角溢出者，称为溢乳，不属于病态。

一、病因病机

1. 伤于乳食

由于乳食过饱，乳汁过浓，或过食肥腻以及胃不受纳，脾失运化，积滞中脘，气机上逆而成。

2. 受寒

脾胃素虚，过食生冷瓜果或寒薄的乳汁，或过服苦寒攻伐之药，或风邪客于胃肠所引起。

3. 蕴热

因过食辛辣，或因外感温热时邪，热毒蕴积于脾胃，邪气上逆而成。

二、辨证

（1）主症：食后呕吐，时作时止。

（2）寒吐：饮食稍多即吐，吐物多为清稀痰水或不消化食物，酸臭不甚，面色苍白，四肢欠温，腹痛喜暖，大便溏薄，舌淡苔薄白，指纹色红。

（3）热吐：食入即吐，呕吐物酸臭，身热口渴，烦躁不安，大便臭秽或秘结，小便黄赤，苔腻，脉滑实，指纹色紫。

（4）伤食吐：不发热或仅微热，恶心，不思乳食，呕出物酸臭，呕吐频作，口气臭秽，胸闷厌食，肚腹胀痛，大便酸臭，或溏或秘，舌苔厚腻。

三、针灸治疗

（一）基本治疗

治法：和中降逆。取胃之俞募穴及八脉交会穴为主。

处方：中脘、内关、足三里、公孙。

配穴：属热者加合谷、曲池、内庭，属寒者加脾俞、章门、神阙（仅灸不针）。

方义：中脘为胃之募穴，足三里为胃的合穴，而内关、公孙又属于八脉交会穴，合于胸、心、胃，四穴合用能和中降逆，为治疗小儿呕吐的基本处方。

操作：毫针浅刺，属寒者多灸。

（二）其他治疗

1. 激光

用 3～7 MW 的氦－氖激光针，在中脘、内关、足三里等穴照射 3～5 分钟，每天 1～3 次。

2. 耳针

取脾、胃、神门，毫针刺，中强刺激，每天 1～3 次。

四、推拿治疗

（一）寒吐

1. 治法

温中降逆。

2. 取穴及手法

补脾经、横纹推向板门、揉外劳宫、推三关、推天柱骨、揉右端正、揉中脘。

3. 操作

（1）补脾经：医生以左手示指置于患儿之左拇指掌侧，以拇指置于其拇指末节背侧，使其拇指微屈。以右手示、中二指夹持固定患儿之腕部，用拇指罗纹面或其桡侧面自拇指尖向拇指根部推 200～300 次。

（2）横纹推向板门：术者以一手持患儿手以固定，另一手拇指端用推法自腕横纹推向指根，推100～300 次，称板门推向横纹；反向推 100～300 次。

（3）揉外劳宫：术者一手持患儿四指令掌背向上，另一手中指端揉穴处，揉100～300 次。

（4）推三关：患儿左手臂伸直，掌心向内，医生以左手握住患儿腕关节尺侧，示指在下伸直，托住患儿前臂，右手示、中二指并拢或用拇指桡侧自大横纹桡侧阳池直推至曲池穴100～200次。

（5）推天柱骨：术者用拇指或示指、中指指面自上向下直推，推100～300次。

（6）揉右端正：术者一手握持儿手，另一手用拇指罗纹面揉打端正50次。

（7）揉中脘：患儿仰卧，医生以拇指或中指端揉中脘穴2～3分钟。

（二）热吐

1. 治法

清热和胃，降逆止呕。

2. 取穴及手法

清脾经、清胃经、清大肠、退六腑、顺运内八卦、横纹推向板门、推天柱、推下七节骨。

3. 操作

（1）清脾经：医生以左手示指置于患儿之左拇指掌侧，以拇指置于其拇指末节背侧。以右手示、中二指夹持固定其腕部，以拇指罗纹面或其桡侧面自拇指根向拇指尖推200～300次。

（2）清胃经：医生以左手握持患儿之左手，拇、示二指夹持固定其左拇指及其掌指关节，以右手拇指指腹或桡侧面，自掌根推向拇指根300～500次。

（3）清大肠：医生以左手托住患儿之左手，使其手掌侧置，右手示、中二指夹住其拇指，以拇指桡侧面，由虎口直推至示指尖200～300次。

（4）退六腑：医生以左手持患儿之左手，示指在上伸直，抚患儿前臂，再以右手示、中二指自肘尖推至大横纹尺侧头之阴池100～150次。

（5）顺运内八卦：术者一手持患儿四指以固定，掌心向上，拇指按定离宫，另一手示指、中指夹持患儿拇指，拇指自乾宫运至兑宫，运100～500次。

（6）横纹推向板门：术者以一手持患儿手以固定，另一手拇指端用推法自腕横纹推向指根，推100～300次，称板门推向横纹；反向推100～300次。

（7）推天柱骨：术者用拇指或示指、中指指面自上向下直推，推100～300次。

（8）推下七节骨：患儿俯卧，医生以拇指或示、中二指指腹自第2腰椎棘突向尾骨尖推100～200次。

（三）伤食吐

1. 治法

消食导滞，和中降逆。

2. 取穴及手法

补脾经、清大肠、清胃经、揉板门、横纹推向板门、顺运内八卦、揉中脘、摩揉肚脐、分腹阴阳、按揉足三里。

3. 操作

（1）补脾经：医生以左手示指置于患儿之左拇指掌侧，以拇指置于其拇指末节背侧，使其拇指微屈。以右手示、中二指夹持固定患儿之腕部，用拇指罗纹面或其桡侧面自拇指尖向拇指根部推200～300次。

（2）清胃经：医生以左手握持患儿之左手，拇、示二指夹持固定其左拇指及其掌指关节，以右手拇指指腹或桡侧面，自掌根推向拇指根300～500次。

（3）清大肠：医生以左手托住患儿之左手，使其手掌侧置，右手示、中二指夹住其示指，以拇指桡侧面，由虎口直推至示指尖200～300次。

（4）揉板门：术者以一手持患儿手以固定，另一手拇指端揉患儿大鱼际平面，揉50～100次。

（5）横纹推向板门：术者以一手持患儿手以固定，另一手拇指端用推法自腕横纹推向指根，推100～300次，称板门推向横纹；反向推100～300次。

（6）顺运内八卦：术者一手持患儿四指以固定，掌心向上，拇指按定离宫，另一手示指、中指夹持患儿拇指，拇指自乾宫运至兑宫，运100～500次。

（7）揉中脘：患儿仰卧，医生以拇指或中指端揉中脘穴2～3分钟。

（8）摩揉肚脐：患儿仰卧，医生以掌心或示、中、环三指指面，摩肚脐 3 ~ 5 分钟，继以掌根或示、中、环三指指面顺时针揉肚脐 100 ~ 200 次。

（9）分腹阴阳：患儿仰卧，医生以两拇指指腹自剑突下沿肋弓向两旁分推 50 ~ 100 次。

（10）揉足三里：患儿仰卧，医生以拇指按揉足三里穴 2 ~ 3 分钟。

扫码领取
● 中 医 理 论
● 养 生 方 法
● 健 康 自 测
● 书 单 推 荐

第十一章

骨伤科病证的针灸治疗

第一节 颈项部筋骨疼痛

一、概述

颈项部在人体中具有重要地位，是承受头部重量和控制头部运动的重要组织，是各种感受系统信息传递的通道，是身体感受刺激后姿势调节的区域，其活动特别敏感，且活动幅度大。然而颈项部的组织又特别脆弱，因此颈项部是疾病的多发区，而且多为常见病。

颈椎有7块颈椎、6块椎间盘及有关韧带组成，有一个生理前凸。颈椎的椎弓根较短，颈椎孔前后径较小，因此颈脊髓容易受到前后挤压，引起脊髓性颈椎病。颈椎有两对关节，一是钩椎关节，位于椎体的两侧偏后方，可防止椎间盘向后突出；二是关节突关节，有上下椎骨的关节突组成，此关节增大，可使椎间孔变小，压迫脊神经。颈椎的韧带有前纵韧带，位于椎体前面，可防止脊柱过伸和椎间盘向前脱出；后纵韧带，位于椎体的后面，可防止脊柱过分前屈和椎间盘向后出脱的作用；黄韧带链接相邻的两椎弓板，有限制脊柱过分前屈的作用，并协助椎弓椎体围成椎管；项韧带，连接颈椎棘突，向上附着于枕外隆凸和枕外嵴，又防止颈椎过分前屈的作用；此外还有棘间韧带、棘上韧带、横突间韧带等。

颈项部的肌肉主要有胸锁乳突肌、斜角肌、斜方肌、肩胛提肌、菱形肌、头夹肌、颈夹肌等，保持头颈部的前后左右和旋转运动。

颈部神经，从颈椎发出的脊神经分为前后两支，后支较细小，主要有枕下神经（C_1）、枕大神经（C_2）等，主要分布在项部、枕部的肌肉和皮肤。前支较粗大，分别组成颈丛和臂丛。

颈丛主要由 $C_{1\sim4}$ 的前支组成，主要有枕小神经、耳大神经、锁骨上神经、膈神经等，主要分布在枕部、耳后、颈项部、肩背部的皮肤和肌肉，膈神经主要支配膈肌和胸腔。臂丛主要由 $C_{5\sim8}$ 和 T_1 组成，组成后分为锁骨上分支和锁骨下分支。锁骨上分支主要有肩胛背神经（$C_{4、5}$）支配菱形肌及肩胛提肌，胸长神经（$C_{5\sim7}$）支配前锯肌，肩胛上神经（$C_{5、6}$）支配冈上、下肌，肩胛下神经（$C_{5\sim7}$）支配肩胛下肌、大圆肌，胸前神经（C_7、T_1）支配胸大肌、胸小肌，胸背神经（$C_{6、7}$）支配背阔肌。锁骨下分支分为外侧束、内侧束和后束。外侧束有肌皮神经、正中神经（$C_6\sim T_1$）；内侧束有臂内皮神经、前臂内侧皮神经、尺神经（$C_8\sim T_1$）；后束有腋神经、桡神经（$C_5\sim T_1$）。

颈交感神经干位于颈部脊柱的前方，有3个神经节，支配颈内动脉、颈内静脉、颈外动脉、颈总动脉以及心脏。

（一）经络分布

有9条经脉会于颈项部。①手足阳明经：手阳明经"上出于柱骨之会"，手阳明经筋"其支者，绕肩胛，挟脊，其直者，从肩髃上颈"；足阳明络脉"上络头项，合诸经之气"。②手足太阳经：手太阳经"出肩解，绕肩胛，交肩上"，手太阳经筋"上绕肩胛，循颈，出走足太阳之前，结于耳后乳突"；足太阳经循行于头项部，足太阳经筋"上挟脊上项"。③手足少阳经：手少阳经"上项，系耳后，直上出耳上角"，手少阳经经筋"上肩，走颈，合于太阳"；足少阳经"上抵头角，下耳后，循颈"，足少阳经筋"循耳后，上额角"。④足少阴经：足少阴经别"直者，系舌本，复出于项，合于太阳"；足少阴经筋"循脊内，挟膂上至项，结于枕骨，与足太阳之筋合"。另外还有督脉和任脉等。总之，有诸多经脉经过颈项部，任脉、阳明经及其经筋分布在颈项的前面，督脉、太阳经及其经筋、足少阴经筋分布在颈项的后面，少阳经及其经筋、分布在颈项部的侧面。

（二）颈椎的检查

1. 功能检查

颈部作被动或主动前屈、后伸、侧屈、旋转活动时，有一定的范围，正常范围如下：前屈35° ～ 45°；后伸35° ～ 45°；侧屈左右各45°；旋转左右各60° ～ 80°。

2. 压痛检查

临床常用检查试验有以下几种。

（1）颈椎间接叩击试验：患者正坐位，检查者左手掌轻轻按在患者头顶，右手握拳并叩击左手手背，若引起患者颈部疼痛或伴有上肢放射痛时，为阳性。表示患者可能患有颈椎间盘、颈椎后关节或颈椎骨性病变。

（2）颈椎间孔挤压试验：患者正坐位，头稍微向上仰并偏向患侧。检查者用手在颅顶做垂直按压，引起患者颈部及上肢放射性疼痛者，为阳性。表示可能患有颈椎病或颈椎间盘病变。

（3）臂丛神经牵拉试验：患者正坐位，头弯向健侧。检查者一手抵住患者的侧头部，另一只手握住患肢腕部，并向下牵拉患肢。若颈项部及患肢疼痛为阳性。表明臂丛神经根受压，可能患有颈椎病或颈椎间盘突出症。

（4）霍夫曼试验：患者前臂旋前，掌心向下。检查者一手握住患者手腕部，另一手示指与中指夹住患者中指，用拇指向掌侧弹拨患者中指指甲，若患者拇指及其他各指快速屈曲，即为阳性。表明锥体束在第5、6颈髓以上受损。

二、颈项部扭挫伤

颈部扭挫伤是指颈椎周围的肌肉、韧带、关节囊等组织受到外力牵拉、扭捩或外力直接打击而损伤。

（一）诊断要点

（1）头颈部有扭挫或外力打击病史。

（2）受伤后颈项、背部疼痛，有时可牵涉到肩部。

（3）检查：①颈项部活动受限，以侧屈、旋转位较明显。②颈项部可扪及痉挛的肌肉，局部有明显压痛，但无上肢放射痛。③臂丛神经牵拉试验阴性，无颈神经压迫体征。④颈椎X线片未见异常。

（二）病因病机

头部突然受到外力打击或头部受到撞击或坐车时的急刹车，超过颈部生理活动的范围，造成颈部经筋、脉络的损伤，经血溢于脉外，瘀血痹阻，经气不通，发为疼痛。

（三）辨证与治疗

1. 主症

项背部疼痛，连及肩部，颈部活动受限，有明显的压痛。舌质黯，脉弦。

2. 治则

活血化瘀，通经止痛。

3. 处方

天柱、完骨、阿是穴、后溪。

（1）侧屈疼痛加：中渚、三间。

（2）旋转疼痛加：风池、阳陵泉。

（3）压痛点位于督脉加：大椎。

（4）压痛点位于足太阳经加：养老、至阴。

（5）压痛点位于足少阳经加：外关、悬钟、关冲。

（6）压痛点位于阳明经加：合谷。

4. 操作法

诸穴均采用捻转泻法，首先在井穴用三棱针点刺出血，在阿是穴用刺络拔罐法，再针刺四肢远端穴位，针刺时针感要强，并使针感传导，同时令患者活动头颈部，一般会有明显好转。如好转不明显在针刺局部穴位。

5. 方义

本证是由于瘀血阻滞经脉所致，治疗以活血化瘀、破血化瘀为法。阿是穴是瘀血凝聚的部位，刺络拔罐可破瘀血的凝聚，疏通经脉的气血；井穴放血，可消除经脉中残留的瘀血，活血止痛。其他诸穴针刺泻法旨在进一步疏通经络活血止痛。

三、颈项部肌筋膜炎

颈项部肌筋膜炎又称颈项部肌纤维炎，或肌肉风湿病，是指筋膜、肌肉、肌腱和韧带等软组织的病变，引起项背部疼痛、僵硬、运动受限和软弱无力等症状。

（一）诊断要点

（1）本病多发生于中年以上女性。

（2）颈项部疼痛、僵硬，常连及背部和肩部。

（3）晨起和气候变凉或受凉时疼痛加重，活动后或遇暖时疼痛减轻。

（4）颈项部可触及压痛点，颈后部可摸到皮下结节、条索肿块，颈项部活动受限。

（5）本病与颈项部扭挫伤症状相似，但颈项部扭挫伤有明显的外伤史，病程较短，颈项部检查无结节。

（二）病因病机

本病常累及胸锁乳突肌、肩胛提肌等，一般认为颈项部筋膜炎的发生与轻微外伤、劳累、受凉等因素有关。其病理变化主要为肌筋膜组织纤维化、瘢痕及局限性小结节形成。

本病属于中医"痹症"范畴，引起本证的原因有以下两个方面：

1. 风寒湿邪阻滞

久卧湿地，贪凉受冷或劳累过度，卫外乏力，风寒湿邪入侵经筋，气血痹阻发为痹证。

2. 瘀血阻滞

慢性劳损积累，或轻伤络脉，瘀血停滞，久而成结，气血阻滞发为疼痛。

（三）辨证与治疗

1. 风寒湿邪阻滞

（1）主症：项背疼痛、僵硬，痛引肩臂，遇寒则痛重，得热则痛减。舌淡苔白，脉弦紧。

（2）治则：散风祛湿，温经通脉。

（3）处方：天柱、风池、肩井、肩外俞、阿是穴、三间、后溪。

（4）操作法：诸穴均用捻转泻法，并在肩井、肩外俞、阿是穴拔火罐，起火罐后再加用灸法，每穴艾灸3分钟左右。

（5）方义：天柱、风池、三间、后溪散风祛邪，三间、后溪为五输穴中的"输穴"，"俞主体重节痛"，且配五行属于"木"，木主风，所以二穴是治疗外邪引起肌肉、关节疼痛的重要穴位，正如《针灸甲乙经》所说"颈项强，身寒，头不可以顾，后溪主之"，《席弘赋》"更有三间、肾俞妙，善除肩背浮风劳"。

2. 瘀血阻滞

（1）主症：项背疼痛、僵硬，呈刺痛性质，晨起明显，痛有定处，活动后好转。舌质黯，苔薄，脉涩。

（2）治则：活血祛瘀，舒筋止痛。

（3）处方：风池、阿是穴、肩外俞、膈俞、合谷、后溪。

（4）操作法：阿是穴、肩外俞、膈俞刺络拔罐，术后加用灸法。其余诸穴用捻转泻法。

（5）方义：本病主要位于胸锁乳突肌和肩胛提肌，手阳明经循行于胸锁乳突肌，其经筋"绕肩胛，夹脊"；手太阳经循行于肩胛提肌部位，其经筋"上绕肩胛，循颈出走太阳之前"，所以治取合谷、后溪为主穴，且二穴对治疗颈项部疼痛有很好的效果，合谷又有行气活血化瘀的作用。阿是穴、肩外俞、膈俞刺络拔罐出血，乃破血祛瘀法，加用灸法，血得热则行，可加强祛瘀通经的效果。

四、落枕

落枕又称失枕，多因睡眠后出现颈项部疼痛、活动受限等症状，是颈部软组织损伤的常见病，多见以青壮年，男性多于女性。

（一）诊断要点

（1）多在睡眠后出现颈项部疼痛，疼痛可连及肩背。

（2）头常歪向患侧，活动受限，颈项不能自由旋转和后顾，旋转时与上身同时转动。

（3）颈项部肌肉僵硬、压痛。

（二）病因病机

落枕多因睡眠时枕头过高、过低或过硬，或睡眠时头颈部过度偏转，使颈部肌肉长时间受到牵拉，处于过度紧张状态而发生静力性损伤。由于颈项部肌肉损伤，瘀血痹阻；或由于气血疏通发生障碍，卫外不固，风寒邪气乘虚而入，经筋受风寒而挛缩，发为落枕。

（三）辨证与治疗

1. 主症

睡醒后颈项部疼痛，头歪向一侧，转动困难，疼痛连及肩背，颈部肌肉僵硬，压痛明显，局部喜热恶寒。舌苔薄白，脉浮紧；或舌质黯，脉弦。

2. 治则

温经散寒，舒筋活血。

3. 处方

阿是穴、外劳宫、后溪、悬钟。

4. 操作法

先针刺阿是穴、后溪、外劳宫、悬钟，用捻转泻法。在针刺的同时，令患者前后左右和旋转头颈部。局部喜热恶寒者，在阿是穴针刺后拔火罐，起罐后艾灸5分钟；颈项部因于瘀血者，在阿是穴刺络拔罐。

5. 方义

外劳宫又名落枕穴，位于手背侧，第2、3掌骨之间，掌指关节后0.5寸处，是治疗落枕的经验效穴。手太阳经及其经筋分布在肩背部（所属的肌肉主要有：冈上下肌、肩胛提肌、头夹肌等），是动则病不可以顾，肩似拔，臑似折；足少阳经及其经筋循行于颈项部的侧面及耳乳突部位（所属的肌肉主要有：斜方肌、胸锁乳突肌等），其病则"颈维筋急"，本病多发生在斜方肌、胸锁乳突肌及肩胛提肌。后溪、悬钟分属手太阳经和足少阳经，与局部阿是穴配合应用，远近结合，可达疏通颈项部经络气血，祛邪舒筋通络止痛的效应。

五、项韧带劳损与钙化

项韧带劳损与钙化是临床常见病，也是项背部疼痛的常见原因之一。项韧带属于棘上韧带的一部分，因其特别粗大、肥厚，故称其为项韧带。起于枕外隆凸，向下延续至第7颈椎棘突。项韧带的主要功能是维持颈椎的稳定和牵拉头部由屈变伸。

（一）诊断要点

（1）有长期低头工作史，或颈项部外伤史。

（2）颈项部疼痛、酸胀，颈部屈伸时疼痛加重，抬头或颈后伸时疼痛减轻。

（3）检查：颈椎棘突尖压痛，有时在病变的局部可触及硬结或条索状物。X线片检查可见病变部位项韧带钙化影。

（二）病因病机

长期的长时间低头工作，因头颈部屈曲而使项韧带拉紧，久而久之则项韧带自其附着点牵拉，部分韧带纤维撕裂，或从项韧带附着点掀起，产生损伤与劳损。损伤后局部出血，组织液渗出，之后发生机化和钙盐沉积，使劳损的项韧带钙化。

中医认为劳伤气血，颈项筋骨失于气血濡养则筋肉挛缩，气血运行受阻，导致络脉瘀血阻滞，久之则瘀血凝结成块；或卫外不固，复感风邪，加重了病情的发展。

（三）辨证与治疗

1. 主症

颈项部疼痛、酸胀、僵硬，颈项活动时疼痛，可伴有响声，触摸有压痛。舌质黯，脉弦细。

2. 治则

养血柔筋，活络止痛。

3. 处方

天柱、阿是穴、风府、后溪、承浆、心俞。

4. 操作法

阿是穴针刺捻转泻法，天柱、风府、承浆、后溪龙虎交战手法，心俞针刺补法，天柱针刺后加用灸法。

5. 方义

本病隶属于督脉，故治疗以督脉经穴为主，风府是督脉与阳维脉的交会穴，既可疏通督脉，又可散风通络，主治颈项疼痛，正如《素问·骨空论》所说"颈项痛，刺风府"。承浆是任脉与手足阳明经的交会穴，又是任脉与督脉的连接穴，阳明经多气多血，任脉纳五脏之精血，故承浆可调任、督脉的气血，濡养督脉之经筋。承浆与风府配合，可加强颈项痛的治疗，《玉龙歌》"头项强痛难回顾，牙痛并作一般看，先向承浆明补泻，后针风府即时安。"即是这一组合的明证。后溪是八脉交会穴之一，通于督脉，又是治疗颈项痛的特效穴，是治疗本病的主穴，本穴与天柱相配，局部与远端结合，有利于舒筋通脉。补心俞可调血柔筋，疏解挛缩。

六、颈椎间盘突出症

（一）概述

椎间盘由髓核、纤维环和软骨板构成，它的前部较后部高，使脊柱呈生理性前凸。颈椎间盘突出症多由于急性或反复和轻微的外伤而引起。

颈椎的下部负重较大，活动较多，又与相对固定的胸椎相连，故容易劳损而发生退行性改变。纤维环发生退变之后，纤维肿胀变粗，继而发生玻璃样变性。由于纤维环变性而弹性减退，难以承受椎间盘内的张力，产生断裂。当椎间盘受到头部屈伸活动时重力作用、肌肉的牵拉以及外伤等影响时，椎间盘则向外膨出破裂，髓核也可经破裂的纤维环裂隙向后突出。

由于椎间盘向椎管突出的位置不同，则产生不同的表现，常见的突出位置有以下三种类型：

1. 侧方突出型

突出的位置在后纵韧带外侧、钩椎关节内侧。该处是颈神经根通过的部位，突出的椎间盘压迫脊神经根而产生根性症状。

2. 旁中央突出型

突出的部位偏于一侧，介于脊神经和脊髓之间。突出的椎间盘可压迫脊神经根和脊髓，产生单侧脊髓和神经根压迫症。

3. 中央突出型

突出部位在椎管中央，脊髓的前方，突出的椎间盘压迫脊髓腹面的两侧，产生脊髓受压的双侧症状。

（二）诊断要点

（1）多见于30岁以上的中壮年，无外伤使者，起病多缓慢；有外伤史者，起病较急。

（2）颈后疼痛，卧床休息症状好转，活动或咳嗽后症状加重，疼痛向一侧或两侧肩、臂和手部放射。

（3）本病多发生于C_6、C_7或C_5、C_6椎间盘，颈椎 CT 和 MRI 检查可以帮助确诊。由于椎间盘突出的部位不同，压迫的组织不同，临床表现各不相同。①椎间盘侧方突出：主要症状为颈部受累神经根的上肢支配区疼痛与麻木。疼痛放射到一侧肩部和上肢；颈部僵硬，颈后肌痉挛，活动受限；在突出部位的棘突间有压痛；颈神经根牵拉试验和椎间孔加压试验阳性；受累神经节段支配区有感觉、运动及反射改变，以及肌力减退、肌肉萎缩等体征。②椎间盘旁中央突出：患者有椎间盘侧方突出的症状、体征；患者有单侧脊髓受压症状和体征，患侧下肢软无力、肌肉张力增强、腱反射亢进、巴宾斯基征（Babinski）阳性。③椎间盘中央突出：主要表现为脊髓受压症状和体征。下肢无力，平衡障碍，严重时可见下肢瘫痪；肌肉张力增高、腱反射亢进、踝阵挛、髌阵挛、巴宾斯基征阳性。

（三）病因病机

本病主要位于督脉、手足太阳经、足少阴经。

1. 风寒阻滞

颈项劳损或年老体弱，卫外不固，风寒邪气乘虚入侵颈项，经络闭阻，气血运行不畅而发病。

2. 瘀血阻滞

外力损伤头颈部，血溢脉外，瘀血停滞，阻碍经络气血运行而发病。

3. 肝肾亏损

肾主骨藏精生髓，肾虚则精亏，精亏则骨失其养，发为骨痿。肝主筋而藏血，筋附于骨，肝虚则筋失血养而萎软拘紧。

（四）辨证与治疗

1. 风寒阻滞

（1）主症：颈项疼痛，连及肩背和上肢，手臂麻木，项背喜热恶寒，疼痛与气候变化有关。舌苔薄白，脉紧。

（2）治则：散风祛寒，温经通络。

2. 瘀血阻滞

（1）主症：有明显的损伤史，发病急，颈项部疼痛，痛连肩臂，强迫体位，头项活动受限。舌质暗，脉弦。

（2）治则：活血化瘀，通经止痛。

3. 肝肾亏损

（1）主症：发病缓慢，反复发作的颈项酸痛，上肢麻痛，劳累后加重，下肢无力、瘫痪、拘紧，腰部酸软，耳鸣，耳聋。舌质淡，脉沉细。

（2）治则：调补肝肾，益精柔筋。

4. 治法

（1）处方：天柱、阿是穴（颈夹脊穴）、后溪、列缺。①风寒痹阻者加大椎、外关。②瘀血阻滞者加膈俞、合谷、太冲。③肝肾亏损者加肝俞、肾俞、太溪。④上肢疼痛者加曲池、外关。⑤上肢及手指麻木者加外关、少商、商阳、关冲、少泽。⑥下肢瘫痪、肢体拘禁者加阳陵泉、悬钟、三阴交、照海。

（2）操作法：天柱、阿是穴、后溪、大椎、外关、合谷、太冲、曲池针刺捻转泻法。列缺针刺得气后先用捻转泻法，之后用捻转补法。膈俞刺络拔罐法，用梅花针叩刺出血，再拔火罐。根据麻木的手指选取井穴，然后用三棱针点刺出血。肝俞、肾俞、太溪等穴针刺补法。

（3）方义：本病除跌打损伤引起者之外，基本上属于本虚标实的病证，本虚或因于劳伤气血，卫气不固；或由于肝肾亏损，筋骨失养。表实多因于风寒痹阻或瘀血阻滞。本病治疗处方即基于此标本兼顾，颈夹脊穴是一组穴位，多选取压痛的部位（C_5、C_6、C_7），属于局部取穴，具有疏通经络、通经止痛的功效，对颈椎病变有良好效果。天柱属于足太阳经，又位于颈部，是疏通头项部经络、祛风散寒的主要穴位，正如《百症赋》所说："项强多恶风，束骨相连与天柱"。后溪是手太阳经的输穴，"俞主体重节痛"；后溪又通于督脉，可通阳祛邪，疏通项背经气，所以后溪是治疗颈项疼痛和项背疼痛的主穴；列缺是手太阴经络穴，通于手阳明经，针刺泻之，具有宣肺祛邪、疏通经络的作用，多用于头项疼痛的治疗，正如《四总穴歌》曰："头项寻列缺"；列缺又通于任脉，任脉下入于肾，足少阴经筋"循脊内挟膂上至项，结于枕骨，与太阳之筋合"，故补列缺可助金生水，濡养筋骨，缓解颈项部筋肉的僵硬、疼痛，为治本之法。

列缺配后溪，一个调任脉益阴潜阳，濡养筋骨；一个调督脉，通阳祛邪，使任督脉经气畅达，阴阳调和，百病可治。

手指麻木者，病因虽多，但病机总归于气血不调，治疗宗通经接气法，取井穴点刺出血，可获得良好效果。井穴是阴阳经的交会穴，有调达阴阳的作用；阴经属于阴而主血，阳经属于阳而主气；故井穴有调理气血的作用；阴经井穴配五行属于木，应于肝，肝藏血，主疏泄；阳经井穴配五行属于金，应于肺，肺主气，主治节，故井穴可调节气机和气血的运行。井穴点刺出血能行气活血化瘀，是治疗肢体麻木的有效穴位。

阳陵泉是筋之会穴，悬钟是髓之会穴，三阴交是足三阴经交会穴，补之养血益精，濡养筋骨，治疗肢体的拘紧和僵硬。照海是阴跷脉的交会穴，主治肢体的运动，"阴跷为病，阳缓而阴急"，善于治疗肢体的僵硬、拘挛。

七、颈椎病

（一）概述

颈椎病是因颈椎间盘退行性病变导致椎体失稳和压迫邻近组织而引起的一系列症状和体征的总称。本病又称颈椎退行性关节炎、颈椎综合征等。颈椎病是颈部的常见病、多发病，因为颈椎是人体活动度与负重较大的部位，特别是 $C_{4\sim5}$ 和 $C_{5\sim6}$ 椎间盘是颈部的活动中心，又是承受头部压力最大和最集中的部位。随着年龄的增长和长期的劳损，椎间盘发生退行性病变，及其继发性椎间关节退行性改变，引起神经根、椎动脉、交感神经、脊髓等邻近组织受累的相应临床症状和体征。

本病散见于中医学中的"骨痹""阴痹""头痛""眩晕""项强"和"肩背痛"的记载中。

（二）诊断要点

颈椎病按病变部位、范围以及受压组织的不同，而出现不同的临床表现和体征，临床上分为神经根型、脊髓型、椎动脉型和交感神经型等，其中以神经根型最常见。

1. 神经根型颈椎病

（1）颈肩部疼痛，向一侧或两侧放射。

（2）疼痛为酸痛、钝痛、刺痛或触电样串痛，劳累和受寒后疼痛加重。

（3）检查：颈部活动受限，肌肉僵硬；颈椎棘突旁、患侧肩胛骨内上角压痛；上肢牵拉试验，椎间孔挤压试验。

（4）X线检查：可见颈椎生理前凸减小或消失，椎间隙狭窄，椎体前、后缘骨质增生，钩椎关节、关节突关节增生，椎间孔狭窄。

（5）CT检查：可清楚地显示颈椎椎管和神经根部狭窄，椎间盘突出及脊神经受压的情况。

（6）MRI检查：可观察椎管内结构的改变，可清楚显示脊髓、椎间盘的情况。

2. 脊髓型颈椎病

（1）慢性进行性四肢瘫痪为主要特征。

（2）早期可见双侧或单侧下肢发紧、麻木，疼痛、僵硬、无力、烧灼感、步态不稳、步态笨拙等，继而四肢瘫痪，卧床不起，小便失禁或潴留。

（3）手部无力、发抖、活动不灵活，持物不稳，容易坠落。

（4）检查：颈部受限不明显，下肢肌张力增高，腱反射亢进，可引出病理反射（霍夫曼征阳性、巴宾斯基征阳性）、踝阵挛、髌阵挛。

（5）X线检查：可见脊椎退行性改变。

（6）MRI和CT检查可明确诊断。

3. 椎动脉型颈椎病

椎动脉从第2颈椎通过横突孔，在椎体旁上行。可因钩椎关节骨赘形成、椎间隙变窄、颈椎不稳等原因刺激或压迫椎动脉，引起大脑后动脉、小脑下动脉和内耳动脉供血不足而产生症状。

（1）眩晕是本病的主要症状，颈后伸或侧弯时眩晕加重，甚至猝倒，猝倒后颈部位置改变而立即清醒。

（2）有的表现为头部昏沉、头脑不清醒或头脑迷迷糊糊。

（3）常伴有耳鸣、耳聋、记忆力减退、智力下降、视力减退、复视、发音障碍等。也有的患者同时伴有颈神经根型及交感神经刺激征。

（4）检查：颈椎棘突部有压痛，头部后仰或旋转时眩晕加重。

（5）X线检查：颈椎正位片及斜位片可见钩椎关节处有骨赘形成，并向侧方突出。

（6）椎动脉造影可见椎动脉扭曲或狭窄。

4. 交感神经型颈椎病

一般认为各种结构颈椎病变的刺激可通过脊髓反射或脑 - 脊髓反射而产生一系列交感神经症状。

（1）主要表现为交感神经兴奋症状：如头痛或偏头痛，可伴有恶心、呕吐；眼部症状可表现为视物模糊、视力下降、眼窝胀痛、流泪、眼睑无力、瞳孔扩大或缩小；耳部可表现为耳鸣、耳聋、眼球震颤等；也可见三叉神经出口处疼痛或压痛、枕大神经痛、舌下神经功能障碍等。也可见心前区疼痛、心律不齐、心跳过速或血压升高以及四肢发凉、局部温度下降等。

（2）颈部酸痛：有颈部支持不住头部重量的感觉。

（3）也可表现为交感神经抑制的症状：如头晕、眼花、流泪、鼻塞、行动过缓、血压下降及胃肠胀气等。

（4）检查：头部转动时颈部或枕部疼痛加重，压迫患者不稳定的颈椎棘突可诱发或加重交感神经症状。

（5）X线平片检查：显示颈椎退行性改变，颈椎屈伸检查可证实有颈椎节段不稳，其中以颈椎 3 ~ 4 椎间不稳最常见。

（6）MRI 等检查结果与神经根型颈椎病相似。

（三）病因病机

本病的病位在骨和筋肉，属于督脉、手足太阳经和足少阴经循行范围，其病因病机内因体虚，复感外邪，或因跌打损伤，动作失度，而致气血运行不畅而发病。

1. 体质虚弱，风寒痹阻

体质虚弱，卫外不固，风寒邪气乘虚而入；或跌打损伤，活动失度，致经络气血痹阻而发病。

2. 劳伤气血，筋骨失养

长久伏案或操电脑而久坐，耗伤气血，筋骨失养而发病。

3. 肝肾亏损，筋骨失养

中年以后肝肾精血不足，督脉空虚，筋骨失养，筋肉挛急而发病。

（四）辨证与治疗

1. 风寒痹阻

（1）主症：颈项僵硬，项背、肩臂疼痛，遇寒加重，颈部活动受限，手臂麻冷。舌苔白，脉弦紧。

（2）治则：温经散寒，通络止痛。

（3）处方：天柱、大椎、颈椎夹脊穴、后溪、外关。

（4）操作法：以上诸穴均用针刺捻转泻法，针天柱针尖斜向脊柱，使针感向肩背部传导。针大椎时患者微低头，针尖向患侧微斜，使针感向患侧肩臂传导。针颈椎夹脊时，用 0.30 mm×40 mm 的毫针，进针时针尖微向脊柱斜刺，当触及椎体时，将针体稍提起，然后使针体垂直刺入 1 寸左右，并使针感向颈肩部传导。后溪、外关用强刺激手法，针刺的同时令患者活动颈项部。天柱、大椎、颈椎夹脊穴可加用灸法。

（5）方义：本证是由于外受风寒邪气，滞留督脉和太阳经导致经气不通所致。取诸阳之会大椎、太阳经穴天柱及颈椎夹脊穴，针而灸之，温散风寒，疏通督脉及太阳经脉，通经止痛。后溪是手太阳经"输穴"并通于督脉，"俞主体重节痛"，且配五行属于木，木主风，功善祛风通经止痛，是治疗颈项部疼痛的主要穴位。外关是手少阳三焦经的络穴，有络脉通于心包经，心包主血脉；外关又通于阳维脉，阳维脉主表，故外关既可疏解风寒又可疏通血脉，通经止痛。诸穴合用，共奏祛风散寒，温经止痛的功效。

2. 气血虚弱

（1）主症：颈项、肩背部僵硬酸痛，上肢乏力麻木，头痛头晕，头脑不清，记忆力下降，视物不清，心悸。舌质淡，脉沉弱。

（2）治则：补益气血，濡养筋骨。

（3）处方：百劳、颈椎夹脊穴、大椎、曲池、养老、中脘、足三里。①头痛头晕、记忆力下降加：百会、天柱。②视物不清、心悸加：心俞、脾俞、内关。

（4）操作法：针百劳针尖向脊柱方向斜刺1寸左右，捻转平补平泻法，并可加用灸法。针夹脊穴和大椎进针法同上，捻转平补平泻法。曲池、足三里、中脘、心俞、脾俞捻转补法。养老针尖向肘部，百会针尖沿督脉向后，内关直刺，捻转平补平泻法。

（5）方义：本证属于劳伤气血，筋骨失养，故取颈椎夹脊、大椎及百劳穴温养督脉及太阳经筋，养筋壮骨，以治其标；取曲池、中脘、足三里、心俞、脾俞，针而补之，补益气血生化之源，濡养筋骨，以治其本。养老是手阳明经的"郄穴"，功能舒筋通络，是治疗颈椎病的有效穴位，如《甲乙经》说养老主"肩痛欲折，臑如拔"；同时养老也是治疗目视不明的重要穴位，正如《百症赋》云："目觉晾晾，急取养老、天柱。"内关是心包经络穴，心主血脉，外通三焦经，三焦乃"元气之别使也"，主持诸气，故内关可通达血脉，调理气血，濡养筋骨。如此治标与治本相结合，病变局部取穴与循经远端相结合，可获良好效果。

3. 肝肾亏损

（1）主症：颈项肩臂疼痛，肢体麻木僵硬，步态不稳甚或瘫痪，耳鸣耳聋，腰膝酸软，小便失禁。舌质淡，脉沉细。

（2）治则：补益肝肾，濡养筋骨。

（3）处方：颈椎夹脊穴、大椎、养老、肝俞、肾俞、阳陵泉、太溪。①耳鸣、耳聋加：翳风、中渚。②尿失禁加：关元、三阴交。③下肢瘫痪加：悬钟。

（4）操作法：夹脊穴、大椎、养老针刺法同上，捻转平补平泻手法，并可加用灸法。其余诸穴用捻转补法。

（5）方义：本证属于年迈、久病、房劳伤及肝肾，精血亏损，经脉空虚，筋骨失养，足少阴经筋"循脊内挟膂上至项，结于枕骨，与太阳之筋合。"故肾精亏损，可使颈部筋骨失养，发为颈椎病。取颈部夹脊穴、大椎及养老，温通督脉及太阳经，输运精血，濡养筋骨，以治其标；取肾俞、肝俞、太溪针而补之，补益肝肾，濡养筋骨，以治其本。阳陵泉是足少阳经之"合"穴，又是筋之会穴；悬钟是足少阳经穴，又是髓之会穴，二穴合用，可益精髓壮筋骨，而且是治疗颈椎病和下肢瘫痪的有效穴位。养老疏通经络，是治疗颈椎病的有效穴位。若见耳聋、耳鸣，乃肾精匮乏，耳窍失于濡养，加用翳风、中渚调理三焦，助元精上达，濡养耳窍，若遗精、遗尿或尿失禁，乃肾气失固，加关元、三阴交培本固摄。

4. 肝阳上亢

（1）主症：颈部酸痛，按之僵硬、疼痛，头痛眩晕，眼痛目眩，恶心呕吐，胸痛心悸，急躁易怒。舌质黯红，脉弦数。

（2）治则：平肝潜阳，调和气血。

（3）处方：风池、颈椎夹脊穴、曲池、后溪、合谷、内关、太冲、三阴交、中脘。

（4）操作法：针风池用0.30 mm×40 mm的毫针，针尖向对侧眼球方向平刺，捻转200次左右，平补平泻手法，头痛即刻缓解；颈夹脊穴刺法同上；合谷、曲池、后溪、太冲针刺泻法；中脘平补平泻手法；三阴交针刺捻转补法。

（5）方义：本证是由于年迈体虚，肾精亏损，肝阳上亢，肾精亏损则颈部筋骨失养，肝阳上亢则头痛眩晕。风池是足少阳经和阳维脉的交会穴，有平肝息风的作用，是治疗头痛眩晕的重要穴位，又有缓解颈部经筋挛缩的作用。颈椎夹脊穴，属于局部取穴，可疏通局部经脉气、血，清亢上之阳热，通经气而止痛。太冲是足厥阴经原穴，平肝潜阳，是治疗本证的主穴，配内关，可加强泻肝的作用，因内关属于心包经，配五行属火，泻火即泻肝，同时内关又有和胃止呕吐的作用；配后溪是因为后溪是治疗颈椎病的经验效穴，后溪配五行属于风，风内应于肝，又后溪属于小肠经，属于火，故后溪又可清肝热泻肝风；配三阴交，补肝肾益阴潜阳；配中脘，因为中脘位居中焦，斡旋升降，升精血濡养筋骨，降肝火而止痛。

第二节 肩部筋骨疼痛

一、概述

肩关节是人体活动度最大的关节，可以做各个方向的旋转运动，有极大的灵活性。正因为如此，肩关节在劳动和运动中，最容易因运动幅度过大而导致关节扭伤和肌腱、韧带损伤。又因肩关节周围软组织在损伤以后，一般很难得到认真的休息，再加肌腱等组织本身血液供应差，所以随着年龄的增长，便可出现关节的退行性改变，在这样的基础上，若受到风、寒、湿邪的侵袭，便可发生肩部损伤和肩部多种疾病。

（一）肩关节的构成

肩部是上肢运动的基础，它包括由肩胛骨、锁骨和肱骨，被韧带、关节囊和肌肉相互连接而成的四个关节：肩肱关节、肩锁关节、胸锁关节和肩胛胸壁关节。

1. 肩肱关节

肩肱关节是肩关节中的主要关节，有肩胛骨的关节盂与肱骨头连接而成的球窝关节。因肱骨头的面积大于关节盂的面积，且韧带较薄，关节囊松弛，故肩肱关节是人体中运动范围最大而又最灵活的关节。

2. 肩关节囊

肩关节囊是纤维组织构成的松弛囊壁，环绕在关节的周围。肩关节滑液囊：有肩峰下滑液囊，肩胛下肌滑液囊，喙突下滑液囊，前锯肌下滑液囊等。其中肩峰下滑液囊在临床上有重要意义。

此囊紧密地连于肱骨大结节和肌腱袖的上外侧，其顶部与肩峰和喙韧带下面连接。肩部周围的肌肉有内外两层，外侧为三角肌和大圆机，内层为冈上肌腱。肩峰下滑囊介于此两层之间，保证肱骨大结节顺利地通过肩峰下进行外展活动。

3. 肩关节的韧带

有喙肩韧带、盂肱韧带及喙肱韧带。喙肩韧带，起自喙突外缘，在肩锁关节前止于肩峰尖端的前面，是肱骨外展时的支点。盂肱韧带，为关节囊前壁的增厚部，起于肱骨解剖颈的前下部，向上、内，止于关节盂上结节和关节盂唇。该韧带有限制关节外旋的功能，其中以盂肱中韧带最为重要。喙肱韧带，起于肩胛骨喙突的外缘，向前下部发出，在冈上肌与肩胛下肌之间与关节囊同止于肱骨大小结节，桥架于结节间沟之上，为悬吊肱骨头的韧带有约束肱骨外旋的作用。肩关节周围炎时该韧带粘连、挛缩，限制肱骨外旋，使肩部活动受限。

4. 肩关节的肌肉

肩关节骨性结构不稳，关节囊松弛，韧带又很薄弱，它的稳定主要靠肩部的肌肉来维持，肌肉对肩关节的运动和稳定具有重要作用。

由冈上肌、冈下肌、小圆肌和肩胛下肌组成肌腱袖。该四肌分别通过并止于肩关节的上、后、前方，以扁宽的腱膜和肩关节囊紧密相连，难以分开，形同袖筒，故名肌腱袖。其作用可使肱骨头旋转和稳定。

（1）三角肌：为肩关节外层坚强有力的肌肉，起点广泛，远端以扁腱止于肱骨干的三角肌结节，其肌束分为前、中、后三部。上臂外展运动主要由三角肌中部纤维和冈上肌协同作用，其前部纤维同时可内旋及屈曲上臂，后部肌纤维可以外旋及伸展上臂。对肩关节的运动和稳定起重要作用。

（2）胸大肌：起点分为锁骨部、胸肋部和腹部，肌腹呈扇形，逐渐移行成为扁腱，止于肱骨结节间沟外侧唇。该肌主要作用为内收、内旋肱骨，仅锁骨部对上臂有外展作用，并可与三角肌协同前屈上臂。

（3）背阔肌：为三角形的肌肉，发自躯干背部，止于肱骨结节内侧的底部有内收、内旋和伸直肱骨的功能，与胸大肌的胸肋部和大圆肌协同作用，使肱骨内收向胸壁靠拢。

（4）肱二头肌长腱：起于盂上结节及关节盂的唇部，向下越过肱骨头，进入结节间沟，沟的前侧有横韧带防止长腱滑脱。此腱有悬挂肱骨头，防止肱骨头向外向上移位的作用。当肱二头病变时，肩前部疼痛，肩外展及内外旋均受限制。此病变是引起肩痛的常见原因。

5. 肩关节的神经支配

肩关节主要受 $C_{5～8}$ 神经支配，包括肩胛上神经、肌皮神经和腋神经的关节支。

6. 经络分布

肩关节分布有手三阳经、手三阴经、足少阳经、阳跷脉和阳维脉。

（1）手阳明经及其经筋：主要分布在肩关节的前外方，手阳明经"上臑外前廉，上肩，出髃骨之前廉，上出于柱骨之会上。"手阳明经筋"上臑结于肩髃，其支者，绕肩胛挟脊。"

（2）手少阳经及其经筋：其主要分布在肩关节的外方，手少阳经"循臑外上肩，而交出足少阳之后……"。手少阳经筋"上循臂，结于肘，上绕臑外廉，上肩走颈。"

（3）手太阳经及其经筋：其主要分布在肩关节的外后方，手太阳经"上循臑后廉，出肩解，绕肩胛，交肩上……"。手太阳经筋"结于腋下……后走腋后廉，上绕肩胛，循颈出走太阳之前，结于耳后完骨。"

（4）足少阳经：从耳后下行，循肩上至肩关节前下行于腋下，足少阳经"下耳后，循颈行手少阳之前，至肩上，却交手少阳之后，入缺盆。"

（5）阳跷脉：自肩胛骨外侧上行至肩关节，循肩上颈。《奇经八脉考》："阳跷者……循胁后胛上，会手太阳阳维于膈俞，上行肩髆外廉会手阳明于巨骨，会手阳明少阳于肩髃。"

（6）阳维脉：从肩胛骨外侧，循肩胛冈上颈。《奇经八脉考》："阳维起于诸阳之会……会足少阳于臂臑，过肩前，与手少阳会于膈会、天髎，却会手足少阳、足阳明于肩井，入肩后会手太阳、阳跷于臑俞。"

（7）手太阴肺经：自中府穴向外行绕肩前。手太阴之脉"从肺系横出腋下，下循臑内。"

（8）手少阴心经：从心系下出腋下，行臂内后廉。手少阴之脉"从心系却上肺，下出腋下，循臑内后廉。"

（9）手厥阴心包经：从胸胁部上腋下，行于臂内，"循胸出胁下腋3寸，上抵腋下，循臑内"。

（二）肩关节的检查

1. 望诊

观察两肩外形是否对称，高低是否一致，有无畸形、肿胀和肌肉萎缩。如斜方肌瘫痪表现为平肩；前锯肌瘫痪时，患者向前平举上肢时表现为翼肩；三角肌瘫痪时，肱骨表现为半脱位。冈上肌和冈下肌萎缩时，可伴有颈椎病。

2. 触诊

主要是检查肩部的疼痛点、结节和条索。肩部的痛点往往就是病变的部位。

（1）肩前喙突部压痛：表示肱二头短头肌腱炎。

（2）压痛点在结节间沟：表示肱二头长头肌腱炎。

（3）压痛点在大结节的顶部：表示冈上肌腱炎。

（4）压痛点在肩峰下：表示肩峰下滑囊炎。

3. 功能检查

患者站位或坐位，令患者做主动运动，注意检查患者的运动方式、幅度、疼痛和功能受限。

（1）外展：肩关节向外平伸，可达水平位，即90°，但肩胛骨不能移动。

（2）前屈：上肢向前平伸，可达90°，但躯体不可后仰。

（3）后伸：上臂后伸可达45°。

（4）内收：肘部可达人体的前正中线，但肘部必须紧贴胸腹部，为20°～40°。

（5）外旋：屈肘中立位，前臂向外旋转约达45°。

（6）内旋：屈肘向后伸，前臂与背部相贴，可达70°～90°。

（7）高举：高举可达160°～180°，高举是肩关节运动和肩胛骨旋转运动的结果，肩关节前屈和外展90°以后，继续向上的运动是肩胛骨运动。

4. 特殊检查

（1）肩关节外展试验：患者取站立位，检查者站于患者前方，并用手按在肩上，检查肩胛骨的代偿情况。患者上肢从下垂位起，主动做肩关节外展运动，直到高举过头，并注意外展过程中疼痛开始和停止的时间及外展角度，此检查能对肩关节病可做出初步的诊断。①肩关节功能丧失，并伴有剧痛，可能为肩关节脱位或骨折。②肩关节从开始外展高举过程中，均有疼痛者，为肩关节周围炎。③肩关节开始外展时不痛，越接近水平位时越痛，可能使肩关节粘连。④肩关节外展过程中疼痛，高举后反而不痛，可能是三角肌下滑囊炎。⑤肩关节从外展高举过程中，在60°~120°范围内疼痛，超越此范围反而不痛（疼痛弧试验），可能是冈上肌腱炎。⑥肩关节外展时小心翼翼，并突然出现疼痛者，可能是锁骨骨折。

（2）搭肩试验：正常人手搭在对侧肩上时，肘关节可以靠近胸壁。当手搭在对侧肩部时，肩关节不能靠近胸壁，或肘关节靠近胸壁时，手不能搭在对侧肩上，或手不能搭在对侧肩上，肘关节也不能靠近胸壁，为搭肩试验阳性，表示肩关节脱位。

（3）肱二头肌长头紧张试验（Yergason征）：患者屈肘90°，前臂旋后，克服阻力时肱骨结节间沟出现疼痛，为阳性。见于肱二头长头肌腱炎或腱鞘炎。

（4）上臂外展后伸试验：患者主动做上臂外展后伸活动，肩前喙突部疼痛，即为阳性，表示肱二头短头肌腱炎。

二、肩关节周围炎

肩关节周围炎简称肩周炎，是肩关节周围肌肉、肌腱、滑液囊及关节囊的慢性非特异性炎症。中医认为本病多因肩部裸露感受风邪所致，故又称"漏肩风"；因发病年龄以50岁左右者较多，故又称"五十肩"；因本病肩关节内、外粘连，关节僵硬、疼痛和功能活动受限为其临床特征，故又称作"肩凝症"。

肩关节的活动主要依靠肩关节周围肌肉、肌腱和韧带维持其稳定性。青年人的正常肌腱十分坚强有力，但由于肌腱本身的血液供应较差，随着年龄的增长，常有退行性改变，在此基础上加之肩部受到轻微的外伤，积累性劳损，遇风寒邪气侵袭等因素的作用后，未能及时治疗或功能锻炼，肩部活动减少，导致肩关节粘连形成本病。

颈椎病也是引起肩关节周围炎的原因之一。颈椎椎间孔的改变，压迫脊神经，造成肩部软组织神经营养障碍，形成肩痛、活动受限而成本病。

此外，心、肺、胆管疾患发生的肩部牵涉痛，因原发病长期不愈，使肩部肌肉持续性痉挛，肩关节活动受限而继发为肩关节周围炎。

中医认为本病的发生是老年体虚，气血虚损，筋失濡养，风寒湿外邪侵袭肩部，经脉拘急所致。气血虚损，血不荣筋为内因，风寒湿邪侵袭为外因。

（一）诊断要点

1. 发病年龄

多在50岁左右，女性多于男性，常伴有风寒湿邪侵袭史或外伤史。起病缓慢，病程长是其特点。

2. 疼痛

疼痛是早期的主要症状，可为钝痛、刺痛、刀割样痛。遇寒受凉或夜间疼痛加重，甚至疼醒。疼痛也可放射到颈部、肩胛部、肘部和手。严重者不敢翻身，患肢在抬举、摸背、穿衣、梳头等活动时困难。

3. 肩关节周围广泛压痛

在肩关节周围可触及多处压痛点，以肩髃（肱骨小结节）、肩髎（肱骨大结节）、肩内陵（喙突）、肩贞（盂下结节）、臂臑（三角肌粗隆）等处最明显，且常可触及结节或条索状阳性反应物。

4. 肩关节功能活动广泛受限

其中以外展、内收搭肩、高举及后伸最明显。

5. 肩部僵硬

僵硬是后期的主要症状，常伴有关节周围肌肉萎缩，肩关节周围软组织广泛粘连，功能严重障碍，出现典型的"扛肩"现象。

6. X线和化验检查

一般无异常发现。

（二）病因病机

肩关节是经脉和经筋经过会聚的部位，布有手三阳经及其经筋、足少阳经、阳跷脉、阳维脉以及手三阴经，所以肩关节是上肢经络气血运行的关键部位，又是上肢运动的枢纽。人至五十肾精亏损，肾气衰弱，推动和调控脏腑的功能减弱，在脏腑中，心主血，肝藏血，脾统血，脾与胃为气血生化之源，肺主气，朝百脉输送气血，脏腑虚弱则气血亏损，难以抗御外邪，易感受外邪为患。正如《灵枢·经脉》云："大肠手阳明之脉，所生病者……肩前臑痛""小肠手太阳之脉，是动则病……肩似拔"；肺手太阴之脉"气虚则肩背痛寒，少气不足以息"；又《灵枢·经筋》"足太阳之筋，其病……肩不举""手太阳之筋，其病绕肩胛引颈后痛""手阳明之筋，其病……肩不举"。总之，肾气虚弱，气血亏损，卫外乏力，肩部经脉易感受外邪导致经络气血闭阻，引起疼痛。另外，肩关节是上肢运动的枢纽，易发生运动性损伤，导致肩关节疼痛。

1. 风寒湿邪侵袭经脉

风为阳邪，向上向外，具有较强的穿透力，易于开发腠理，寒、湿邪气可乘机内犯肩部经脉；寒主凝滞，风邪又借寒邪凝滞附着于肩部肌肉关节；湿邪黏着胶固，又借助寒邪之凝固，停滞肩部，导致经络气血闭阻不通，不通则痛，发为肩痛。

2. 瘀血阻滞经脉

跌打损伤，或肩关节活动过度扭伤筋脉，或久痛入络，瘀血停滞，使经络气血闭阻发为肩痛。

3. 筋肉失养

年老气血虚弱，或肩痛久治不愈，经络气血闭阻日久，经筋失养，肌肉挛缩，肩关节活动艰难。

（三）辨证与治疗

1. 病因辨证与治疗

（1）风寒湿邪侵袭经脉：①主症：肩部疼痛，日轻夜重，局部畏寒，得热痛减，遇寒疼痛加重，肩关节活动明显受限，活动时疼痛加重。舌苔薄白，脉弦紧。②治则：疏散邪气，温经止痛。③处方：天柱、大椎、肩髃、肩前、臑俞、曲池、外关、合谷、后溪。④操作法：以上诸穴均采用泻法。针天柱用1寸针，针尖刺向脊柱，使针感向患侧的肩部传导。针大椎时针尖稍微偏向患侧，同时用拇指按压健侧，使针感向患侧的肩部传导。针肩髃透向肩髎，针肩前透向臑俞，针臑俞透向肩前。针曲池用1.5寸长的针，直刺1寸左右，行龙虎交战手法。余穴用1寸针直刺泻法。留针20~30分钟。起针后，在肩髃、肩前、臑俞穴处拔火罐，起火罐后，艾灸大椎、肩髃、肩前。⑤方义：本证是由于风寒湿邪侵袭肩部经脉，导致肩部经脉气血痹阻，经气不通所致，手三阳经及其经筋以及阳维脉、阳跷脉分布在肩部，故治疗以三阳经穴为主。肩髃、臑俞、肩前属于局部取穴，统称"肩三针"，针刺泻法并加艾灸，可祛风散寒、化湿通络，对肩关节疼痛有较好的效果。《甲乙经》云肩髃乃"手阳明、阳跷脉之会"，臑俞乃"手太阳、阳维、跷脉之会"，主治"指臂痛""肩痛不可举臂"。阳维脉维系、调控诸阳经，年逾五十卫气虚弱，外邪乘虚而入发为肩臂痛。阳跷脉，跷者捷也，司人体之动静与运动，跷脉病则运动障碍。故肩髃、臑会既可祛外邪以疏通经络，又可疏通经络促进运动。临床研究证明电针肩髃穴治疗肩周炎的疗效明显优于药物。外关是阳维的交会穴，与臑俞配合，可增强其卫外和祛邪的作用。曲池是手阳明经的合穴，"合穴"气血汇聚之地，阳明多气多血，其性走而不守，长于通经活络；合谷是阳明经的原穴，与手太阴经相表里，主升主散，功善行气止痛、通经逐邪，是治疗上肢疼痛的主穴。后溪是手太阳经的输穴，配五行属木，主风主肝，功在散风化湿，缓筋止痉，经云"俞主体重节痛"是也。以上诸穴配合，局部与远端相结合，治疗症状与病因相结合，如此，邪气得以祛除，经络疏通，气血调和，疼痛可止。

（2）瘀血阻滞经脉：①主症：肩部肿痛，疼痛拒按，夜间加重，肩关节活动受限，外展、内收、高举、后伸困难，舌质黯或有瘀斑，脉弦或细涩。②治则：活血化瘀，通经止痛。③处方：膈俞、肩髃、肩髎、阿是穴、曲池、条山穴。④操作法：先在膈俞、阿是穴刺络拔罐，然后直刺肩髃、肩髎、曲池，针刺泻法，并可在肩髃、肩髎相互透刺，或者用合谷刺法。条山穴，即条口穴和承山穴。针刺时用3寸毫针从条口直刺透向承山，捻转泻法，留针30分钟，留针期间每5分钟捻转1次。起针时，先起上肢诸穴位的毫针，然后再捻转条山针，且在捻转针的同时，令患者不停地活动肩关节，直至活动的最大范围为止。⑤方义：本证是由于跌打损伤、用力不当扭伤筋肉，或疼痛日久不愈，瘀血停滞经脉，治遵《灵枢·经脉》"菀陈则除之"的法则，故先于膈俞、阿是穴刺络拔罐，祛瘀通络。膈俞为血之会穴，主治血分疾病，善于活血化瘀，患瘀血证时穴位处常有压痛、条索或结节。研究证明，膈俞能改善微循环障碍，缓解血管痉挛，促进血液循环，促进血流加速，改善组织的缺血缺氧状态，因而对瘀血证起到活血化瘀的作用。肩髃、肩髎属于局部取穴。曲池是手阳明经的合穴，其性走而不守，具有较强的疏经通络作用，与肩髃、肩髎配合是治疗上肢病痛的主穴。条口透承山是治疗肩周病的经验穴位。条口属于阳明经，阳明经多气多血，针之功于通行气血，调理经脉；承山属于足太阳经，太阳经多血少气，性能主开，功善通经祛邪，所以条口透承山既可疏通经络活血止痛，又可祛邪通经止痛；临床研究证明电针条口穴治疗肩周炎有明显的止痛作用，近、远期疗效均有明显效果。

（3）筋肉失养：①主症：肩痛日久不愈，疼痛减轻，活动艰难，举臂不及头，后旋不及于背，肩部肌肉萎缩，局部畏寒喜暖。舌淡红，脉沉细。②治则：补益气血，养筋通脉。③处方：大杼、巨髎、肩井、肩髃、肩髎、肩贞、天宗、肺俞、心俞、肩内陵、臂臑、曲池、曲泽、外关、合谷、足三里。④治疗方法：以上诸穴均采用浅刺补法，结合龙虎交战手法，留针不少于30分钟，并在肩髃、肩髎、肩内陵、肩贞等穴施以灸法。⑤方义：本证属于虚证，宗《灵枢·经脉》"虚则补之""寒则留之""陷下则灸之"和《灵枢·官能》"针所不为，灸之所宜"的治疗原则，采用浅刺补法，并结合龙虎交战手法，补中有泻，补益气血濡养筋骨，兼疏通经脉疏解粘连。

2. 经络辨证与治疗

（1）太阴经病证：①主症：肩痛位于肩的内侧胸的外侧，正当肩胸交界处，在奇穴肩内陵处有压痛，当上肢后伸时疼痛加重，并连及上臂部手太阴经。②治则：疏通太阴经脉。③处方：尺泽、阴陵泉。④治疗方法：先取健侧阴陵泉，用3寸毫针向阳陵泉透刺，捻转泻法，在行针的同时，令患者活动肩关节。疼痛缓解后，留针20分钟，每隔5分钟，行针1次。若疼痛缓解不明显，可再针健侧尺泽穴。

（2）阳明经病证：①主症：肩痛位于肩峰正中，在肩髃穴处有压痛，当上肢高举时疼痛加重，疼痛并沿阳明经走串。②治则：疏通阳明经脉。③处方：足三里、曲池。④治疗方法：先取健侧的足三里，用3寸针直刺2～2.5寸，使针感沿经传导，在行针的同时，令患者活动肩关节，留针20分钟，在留针期间，每隔5分钟行针1次。若疼痛缓解不明显，再直刺健侧曲池穴，行针的同时活动肩关节。

（3）少阳经证：①主症：肩痛位于肩峰偏后，在肩髎穴处有压痛，当上肢外展时疼痛加重，并连及上臂部。②治则：疏通少阳经脉。③处方：阳陵泉、天井。④治疗方法：取健侧阳陵泉，用3寸针向阴陵泉透刺，使针感沿经传导，并嘱患者活动肩关节。留针20分钟，在留针期间每隔5分钟行针1次。若肩痛好转不明显，再针刺天井穴。

（4）太阳经证：①主症：肩痛位于肩关节的后部，在臑俞、天宗穴处有压痛，患肢搭对侧肩关节时，疼痛加重，或上肢旋前时疼痛明显。②治则：疏通太阳经脉。③处方：条口、后溪。④治疗方法：先取健侧条口穴，用3寸针直刺透向承山穴，在承山穴处有明显针感，并令患者活动患侧将关节。留针20分钟，留针期间，每5分钟行针1次。若肩痛缓解不明显，再针刺后溪穴。

3. 特殊方法（同经相应取穴法）

（1）主穴：依据压痛点决定针刺的经络和穴位，属于同经相应取穴法，如肩峰正中痛，位于肩髃穴处，治取对侧下肢的髀关穴；肩痛位于肩关节的肩髎穴，治取对侧的环跳；肩痛位于肩关节的后部的臑俞处，治取对侧下肢的秩边穴；肩痛位于肩关节的前面的肩前穴处，治取对侧下肢腹股沟区域足太阴经的相应穴位。

（2）治疗方法：用1.5寸毫针直刺1寸左右，得气后用龙虎交战手法，在行针的同时令患者活动肩关节，留针30分钟，在留针期间每隔5分钟行针1次。

三、肱二头肌长头腱鞘炎

肱二头肌长头腱鞘炎是由于肌腱在腱鞘内长期遭受摩擦劳损而发生退变、粘连，使肌腱滑动功能发生障碍的病变。本病好发于40岁以上的患者。主要临床特征是肱骨结节间沟部疼痛，肩关节活动受限。

若不及时治疗，可发展成肩关节周围炎。本病属中医"筋痹""筋伤"的范围。

肱二头肌长头肌腱行走于大小结节间沟中，沟嵴上有横韧带将肌腱限制在沟内，由于日常生活及工作的需要，肱二头肌反复的活动，肌腱在肱骨结节间沟内容易遭受磨损而发生退变；若结节间沟骨质增生，沟底失去光滑平整，更易形成慢性损伤；又因肱二头肌长头有一部分在肩关节囊内，肩关节的慢性炎症，也可引起腱鞘充血、水肿、增厚，导致粘连和肌腱退变。

（一）诊断要点

1. 肩关节疼痛

疼痛部位以肩关节前外侧为主，并可向上臂及颈部放射。疼痛性质呈酸痛或钝痛，肩部活动时疼痛加重。

2. 压痛

有明显的局限性压痛，位于肱二头肌肌腱长头部位（肱骨结节间沟内），并可摸到肿胀、僵硬的肱二头长头肌腱，按压或拨动疼痛明显加剧。

3. 功能活动受限

肩关节和上肢外展并后伸时疼痛加剧，运动明显受限。肱二头长头肌紧张试验阳性。

（二）病因病机

中医学认为本病的发生有三个方面。

1. 跌打损伤

遭遇外伤，瘀血闭阻，迁延失治，加重损伤，使肌腱及腱鞘水肿、肥厚、纤维变性，甚至肌腱与腱鞘粘连形成筋痹。

2. 风寒湿邪

肩部长期劳损，耗伤气血，卫外乏力，复感风寒湿邪，如睡卧露肩，肩部常受风寒，经络气血闭阻发为本病。

3. 气血亏损

肩关节长期劳损，耗伤气血，筋肉失养发为本病。

（三）辨证与治疗

1. 病因辨证与治疗

（1）气血瘀滞证：①主症：本证多有外伤史，常见于急性期，肩部疼痛较局限，夜间疼重，压痛明显。脉弦、舌黯或有瘀斑。②治则：活血祛瘀，通络止痛。③处方：肩髃、阿是穴、臂臑、臑会、曲池、合谷。④操作法：先在肩部寻找瘀血点，或大或小，或静脉怒长点，点刺出血，并拔火罐。刺阿是穴用关刺法，即在阿是穴的正中和上下各刺1针，正中点用龙虎交战法，上下点先用拇指向后捻转9次，再左右提拉6次，如此反复6次。余穴均用捻转泻法。⑤方义：本证是由于瘀血闭阻经脉引起的筋痹证，"此必有横络盛加于大经，令之不通，视而泻之，此所谓解结也"（《灵枢·刺节真邪论》），故遵照《灵枢·九针十二原》；"菀陈则除之"的治疗原则，在肩部寻找瘀血点放血，除瘀通经止痛。关刺法是五脏刺法之一，主要用于筋痹的治疗，《灵枢·官针》说："关刺者，直刺左右尽筋上，以取筋痹……"。肩髃、臂臑、曲池、合谷属于循经取穴法，因为病变位于手阳明经及手阳明经筋结聚处，数穴同用可加强疏通经络气血舒筋解痉的作用。

（2）风寒湿证：①主症：肩部沉重冷痛，顽麻，或肿胀，畏寒肢冷，遇寒痛增，得温痛缓。舌质淡、苔薄白，脉弦滑。②治则：温经散寒，散风除湿，通经止痛。③处方：天柱、肩髃、阿是穴、臂臑、曲池、合谷。④操作法：天柱直刺捻转泻法，阿是穴关刺法，肩髃直刺龙虎交战手法，其他穴位直刺捻转泻法。阿是穴和肩髃穴术后行温针灸法，每穴灸3壮。⑤方义：天柱属于足太阳经，有散风祛寒通经止痛的作用。阿是穴和肩髃是邪气闭阻的部位，灸之温经祛寒，温针灸之，使灸热直达病变部位，可加强温通止痛的作用。关刺法是专门治疗筋痹的方法。

（3）气血亏虚证：①主症：本证多见于病变的后期，血不荣筋，肩部酸痛，劳累后疼痛加重，或兼有头晕心悸，疲乏无力。舌质淡，苔白，脉沉细无力。②治则：益气温经、养血柔筋。③处方：心俞、肝俞、肩髃、阿是穴、肩髎、臂臑、臑会、曲池、阳池、合谷、足三里、三阴交。④操作法：阿是穴浅刺关刺法，其他穴位均用浅刺补法，并在阿是穴、肩髃、肩髎行艾条温灸法。⑤方义：本方的宗旨是补益气血，柔筋止痛，方中取心俞、肝俞、足三里、三阴交补益气血柔筋解痉，其他穴位浅刺补法，意在疏通经络气血，使筋肉得以濡养疼痛可止。

2. 巨刺法

（1）主穴：患者健侧足三里。

（2）操作法：取患者健侧的足三里，用 0.30 mm×75 mm 的毫针直刺，捻转泻法，缓慢进针，同时令患者活动患肢。持续捻针 5 分钟，留针 15 分钟，每隔 5 分钟行针 1 次。

（3）适应证：病变初期，疼痛剧烈，活动明显受限者。

四、肱二头短头肌腱炎

肱二头短头肌腱炎是指肱二头短头附着点无菌性炎症及继发的肌纤维化和粘连，导致肩关节疼痛和活动障碍。肱二头肌短头起自肩胛骨喙突，与长头肌移行为肌腹。肱二头肌的主要功能是屈曲肘关节，并使上臂前伸及内收内旋。肱二头短头肌缺乏腱鞘、韧带的保护，较肱二头长头肌更容易受伤，在上臂后伸外展时更容易拉伤，为临床常见病，针灸治疗有很好的效果。

（一）诊断要点

1. 肩部疼痛

疼痛位于肩前喙突处，疼痛严重时可连及肱骨中部（喙肱肌下附着点）。

2. 压痛点

位于喙突处，急性期压痛明显、拒按，并有肿胀感；慢性期，可触及结节状阳性反应物。

3. 功能活动受限

当上肢高举后伸外展外旋时疼痛加重（如投掷状），或上肢后伸内收内旋时疼痛加重（如背手状）。

（二）病因病机

本病多由于外伤引起，有急性和慢性的不同。

1. 急性损伤

上肢高举后伸肘关节屈曲时，过度的外展外旋；或肘关节屈曲位时，过度的内收内旋，导致肱二头肌腱损伤，瘀血阻滞经脉，引起局部充血、水肿，造成疼痛。

2. 慢性损伤

急性损伤未及时治疗，瘀血滞留，经络气血流通不畅，抗御低下，复感风寒邪气，瘀血与邪气互结，则疼痛日久不愈。

（三）辨证与治疗

1. 病因病机辨证治疗法

（1）瘀血阻滞：①主症：肩内侧疼痛急性发作，连及肱骨内侧，肩关节活动受限，喙突有明显的压痛，并有肿胀感，有肩部拉伤史。舌苔薄白，脉弦。②治则：活血化瘀，通经止痛。③处方：阿是穴、肩前、尺泽、天府、曲池、合谷。④操作法：阿是穴先施以刺络拔罐法，起罐后再施以关刺法，行龙虎交战泻法，即在阿是穴的中心和其左右各刺 1 针，针刺得气后，拇指向后捻转 6 次，至捻转不动为止，然后拇指向前捻转，至捻转不动为止，再向上下提插 5～9 次，反复进行。余穴针刺捻转泻法。也可采用电针法，取阿是穴与尺泽穴，连接电针治疗仪的导线，采用疏密波，刺激量的大小以局部出现肌纤维颤动或患者能忍受为宜。每次通电治疗 20～30 分钟，每周 2～3 次。⑤方义：本证的病因病机是瘀血阻滞经脉，故先用刺络拔火罐发祛瘀通络，因病变的部位在筋，故用关刺法以治病变在筋，因本病属于瘀血闭阻的实证，故采用改进的龙虎交战泻法，通络止痛。本病的部位属于手太阴肺经分布区域，根据"经脉所过，主治所及"的原理故选取手太阴经经穴尺泽、天府为主穴，疏通经络气血以止痛。手阳明经与手太阴经相表里，阳明经气血隆盛，用较强的疏通经络气血的作用，故配以曲池、合谷加强尺泽、天府通经止痛的效果。

（2）寒瘀互结：①主症：肩内侧疼痛，局部恶寒，得热痛减，喙突处压痛，有结节和条索感。舌苔薄白，舌质黯红，脉弦紧。②治则：温经散寒，活血通络。③处方：阿是穴、肩前、肩髃、天府、尺泽、合谷。④操作法：先在阿是穴拔火罐，然后施以关刺法，行改进龙虎交战补法，具体方法同上，再施以灸法。余穴均施以捻转平补平泻法。⑤方义：本病是瘀血与寒邪胶滞凝聚于喙突，故局部疼痛并伴有结节，拔火罐法功在祛寒活血散瘀，施以灸法可加强散寒之力和活血祛瘀的功效。关刺法是专门治疗筋痹的方法。其余穴位主要是疏通手阳明经和手太阴经的气血。诸穴相配，可疏通肩部经络祛瘀止痛的功效。

2. 巨刺法

（1）主穴：健侧的阴陵泉。

（2）操作法：选取 0.30 mm×75 mm 的毫针，用透针法向阳陵泉方向直刺，缓慢的捻转进针，得气后，令患者活动患肢，一边捻针一边活动患肢，直至疼痛缓解。留针 30 分钟，留针期间，每 5 分钟捻针 1 次，并活动患肢。

（3）适应证：病变初期，疼痛剧烈者，并有明显的活动障碍。

3. 温针灸法

（1）主穴：阿是穴。

（2）操作法：选取 0.30 mm×40 mm 毫针，在阿是穴的中心直刺 30 mm 左右，捻转得气后，取常规艾条，剪成 10 cm 长，在其中心穿洞，然后插入整个针柄，从其下端点燃，缓慢灸之，使热力直达病所。当患者感到灼热时，在穴位处垫小纸片，以防烧伤。每次灸 1 ~ 3 壮。

（3）适应证：病变初期及寒瘀互结证。

五、冈上肌肌腱炎

冈上肌肌腱炎又名冈上肌综合征、外展综合征。是指劳损和轻微外伤后逐渐引起的肌腱退行性改变。主要表现为肩部疼痛及功能活动受限。

冈上肌肌腱是腱袖的一部分，对肩关节的稳定和运动起重要作用。冈上肌起于肩胛骨冈上窝经肩关节囊上方，止于肱骨大结节。其作用为固定肱骨于肩胛盂中，并与三角肌协同使肩及上肢外展。

肩关节外展运动是肩关节运动的主要形式之一，冈上肌在肩部肌群中，是肩部力量集中的交叉点，比较容易劳损，尤其在肩部外展时，冈上肌肌腱必须穿过肩峰下面和肱骨头上面的狭小间隙，容易遭受挤压磨损，形成损伤性、无菌性炎症。之后很容易使冈上肌钙化而形成钙化性肌腱炎。退变的肌纤维常因外伤或肌肉突然收缩，而发生完全或不完全性断裂。

本病属中医"肩痹""肩痛"病的范畴，针灸治疗以良好效果。

（一）诊断要点

（1）本病好发于中青年，常有外伤史或长期单一姿势工作、劳伤史，受凉可诱发本病。

（2）肩部疼痛：疼痛部位一般位于肩外侧，肱骨大结节处。疼痛严重时可放射到岗上窝及三角肌附着点（肱骨三角肌粗隆），相当于臂臑穴。

（3）压痛点：肱骨大结节处有明显的压痛（相当于肩髎穴处），急性期压痛剧烈，局部有肿胀感。慢性期压痛并不剧烈，但触及阳性反应物结节或条索。

（4）功能活动受限：以患侧上肢以肩为轴做主动外展运动时，在外展 60° ~ 120° 时出现明显的疼痛为特征（称为疼痛弧），小于或超过这个范围则疼痛消失。

肩外展 60° ~ 120° 时出现明显的疼痛，这是因为在这个角度时，紧张且肿胀的冈上肌腱被挤压在肩峰和肱骨大结节之间狭小的间隙，不能顺利通过导致疼痛和功能障碍。

（二）病因病机

（1）外力牵拉损伤，使肩部充血肿胀，瘀血阻滞，经络气血不通，不通则痛。

（2）劳伤筋脉，长期做单一的上肢外展活动，冈上肌腱反复地通过肩峰与肱骨大结节狭窄的间隙，长期的摩擦与挤压，耗伤气血，劳伤筋脉，筋肉失于气血的荣养，不荣则筋肉挛急而痛。

（3）筋脉劳损复感风寒邪气，劳伤筋脉，局部抗御能力低下，极易感受风寒邪气，风寒邪侵袭肩颈部筋肉，寒主收引，肌肉挛急而痛。

（三）辨证治疗

1. 病因辨证与治疗

（1）气血瘀滞证：①主症：肩部肿胀疼痛，夜间为甚，痛处固定不移，拒按，肩部活动受限，疼痛连及上臂。舌质黯或有瘀斑，舌苔薄白，脉弦。②治则：活血化瘀，通络止痛。③处方：巨骨、肩髎、肩髃、阿是穴、曲池、合谷、外关。④操作法：先在阿是穴处用毫针或梅花针刺络并拔火罐，然后施以关刺法，用改进的龙虎交战泻法。刺巨骨向肩关节斜刺3针，均刺在肌腱部位，然后轻按重提6次。其他穴位均用捻转泻法。⑤方义：本证是瘀血阻滞所致，故先用刺络拔火罐法，祛瘀血通经络。本证病变在筋，故采用专治筋病的关刺法。本病的病变部位隶属手少阳经和手阳明经，根据"经脉所过，主治所及"的原理，故主选手阳明、少阳经穴治之。

（2）劳伤筋脉：①主症：肩痛日久不愈，反复发作，疼痛隐作，遇劳加重，上肢外展时发作，肩髎穴处压痛，并有条索感。舌质淡，脉弦细。②治则：补益气血，养筋止痛。③处方：肩髃、肩髎、巨骨、阿是穴、曲池、阳池、合谷、足三里。④操作法：针刺阿是穴用关刺法，用改进龙虎交战补法，术后加灸。针巨骨穴用齐刺法，由巨骨向肩关节方向斜刺3针。肩髎、肩髃、曲池、臂臑平补平泻法。合谷、阳池、足三里捻转补法。⑤方义：本证是由于耗伤气血筋肉失养所引起，故足三里补脾胃以益气血生化之源。取手阳明经原穴合谷及手少阳经原穴阳池，补益二经的元气，濡养筋肉。其余诸穴采用补法，功在疏通经络，缓解肌肉挛急，使气血通达病变部位，濡养筋脉以止痛，可达病变痊愈的作用。

（3）风寒痹阻：①主症：肩部疼痛，连及肩胛部及上臂部，遇寒加重，得热痛减，上肢外展受限，肩髎部位处有明显的压痛。舌苔薄白，脉弦紧。②治则：温经散寒，通经止痛。③处方：天柱、巨骨、肩髎、肩髃、阿是穴、曲池、合谷。④操作法：针巨骨穴用齐刺法，由巨骨穴向肩关节斜刺3针。针阿是穴采用关刺法，用改进的龙虎交战泻法，术后加用灸发。其他穴位均用针刺泻法。⑤方义：本证是感受风寒所致，故取天柱散风祛寒；灸肩髃、肩髎温经祛寒，通经止痛；其他穴位功在协助上述穴位散风祛邪，通经止痛。

2. 巨刺法

（1）主穴：取健侧的阳陵泉。

（2）操作法：患者取坐位，用 0.30 mm × 75 mm 的毫针，常规消毒后，向阴陵泉方向直刺，得气后，一边捻转针柄一边令患者活动患肢，直至疼痛减轻或消失。留针30分钟，留针期间每10分钟捻针1次，同时令患者活动患肢。

（3）适应证：冈上肌肌腱炎急性期，肩关节活动有明显障碍者。

3. 阻力刺法

（1）主穴：病变处阿是穴。

（2）操作法：患者取坐位，令患者外展上肢，当肩部出现疼痛时，寻找疼痛点，然后用 0.30 mm × 25 mm 的毫针，对准疼痛点直刺 0.2 ~ 0.5 寸，行雀啄术手法。疼痛缓解后继续外展和抬高上肢，出现疼痛时再行雀啄术手法。反复操作直至疼痛消失。冈上肌肌腱炎属于慢性者，手法操作结束后，在疼痛点加用艾条灸 3 ~ 5 分钟。

（3）适应证：肩关节外展时有明显的痛点。

六、肩峰下滑囊炎

肩峰下滑囊炎是指由于外伤或长期受到挤压、摩擦的反复刺激，使滑囊壁发生充血、水肿、渗出、增生、肥厚、粘连的无菌性炎症，导致肩关节疼痛和功能障碍。

肩峰下滑囊与三角肌下滑囊，在幼年时隔开，到成年人后互通为一体，称肩峰下滑囊。肩峰下滑囊为人体最大解剖滑液囊，位于肩峰与冈上肌、肱骨头之间，具有滑利肩关节，减少磨损，不易劳损的作用。它能在肩峰外展时，使肱骨大结节在肩峰下运动灵活，因此对肩关节的活动十分有利，故又称为肩峰下关节。

肩峰下滑囊炎不是一个孤立的疾病，多继发于肩关节周围的软组织损伤和退行性变，尤以滑液囊底部的冈上肌腱损伤、炎症、钙盐沉积为最常见。

肩峰下滑液囊组织夹于肩峰与肱骨头之间，长期反复摩擦可致损伤，滑膜发生充血、水肿和滑液分泌增多，形成滑液囊积液。久之，滑膜增生、囊壁增厚，滑液分泌减少，组织粘连，从而影响肩关节外展、上举及旋转活动。

本病相当于中医"肩痹""肩痛"病的范畴，是针灸的主要适应证。

（一）诊断要点

肩部疼痛、运动受限和局部压痛是肩峰下滑囊炎的主要症状。

（1）有急性外伤史或慢性劳伤史。

（2）肩部疼痛：疼痛以肩部外侧面最显著，开始较轻，后逐渐加重，夜间明显，常在睡中痛醒。疼痛位于肩的深部，也可向肩胛部、颈部及手部放射。

（3）压痛点：多位于肩峰下，或肱骨大结节处，以肩峰下压痛最明显，疼痛点常随肱骨的旋转而移位。当滑囊肿胀积液时，亦可在三角肌范围内出现压痛。

（4）肩关节活动受限：早期轻微受限，但可逐步加重。以肩关节外展、外旋、上举时受限为特点。为减轻疼痛，患者常使肩处于内收和内旋位。

（二）病因病机

1. 感受外邪

风寒湿侵犯肩背部手阳明、少阳、太阳经络，气血闭阻，经气不通，不通则痛，发为痹证。

2. 瘀血闭阻

跌打损伤，瘀血痹阻经脉，发为肩痹。

3. 劳伤筋脉

肩关节长期频繁超负荷、超范围的活动，劳伤气血，筋脉失养而挛缩，即所谓"不荣而痛"。

（三）辨证治疗

本病的病位波及手三阳经脉及经筋，所以治疗应以手三阳经穴为主。

1. 风寒湿阻证

（1）主症：肩部串痛，畏风恶寒，肩部沉重感，肩关节活动不利，遇风寒则疼痛剧增，得暖痛缓。脉弦滑或弦紧，舌苔薄白或腻。

（2）治则：祛风散寒，通经宣痹。

（3）处方：风池、肩井、巨骨、肩髎、臂臑、曲池、外关。①疼痛连及颈项者加：天柱、后溪。②疼痛连及肩胛部者加：天宗、后溪。

（4）操作法：针风池向对侧眼球水平刺入1.0寸左右，捻转泻法。刺肩井向后斜刺，直达肩胛冈，捻转泻法，但本穴不可直刺，其深部正当肺尖的部位。刺巨骨向肩髎斜刺，捻转泻法。其余穴位均捻转泻法。肩井及肩髎针刺后拔罐并加用灸法。

（5）方义：肩峰下滑囊位于肩峰与冈上肌之间，肩井穴至肩胛骨之间布有斜方肌及冈上肌，肩髎的深部是肩峰下滑囊，所以二穴是治疗本病的主穴，在穴位处拔罐及灸法，可协助巨骨、肩髎祛风散寒通经止痛的作用。风池、外关是祛散风邪的重要穴位。曲池、臂臑属于手阳明经，阳明经多气多血，有极强的调理气血和疏通经络的作用，是治疗经络疼痛的重要穴位。

2. 瘀血闭阻

（1）主症：有外伤史，肩部肿胀，疼痛拒按，或按之较硬，肩关节僵硬，活动受限。脉弦或细涩，舌质紫黯，或有瘀斑。

（2）治则：活血化瘀，通经止痛。

（3）处方：肩井、巨骨、肩髎、阿是穴、臂臑、曲池、合谷。

（4）操作法：阿是穴用刺络拔火罐法，肩井、巨骨刺法同风寒痹阻证，其余穴位用捻转泻法。

（5）方义：本症是由于瘀血痹阻经脉所致，经曰："菀陈则除之"，故取阿是穴刺络出血，以祛除瘀血，刺络后加拔罐法，可加大出血量，瘀血除尽经络才可通畅止痛。肩井、巨骨、肩髃、臂臑属于局部取穴，四个穴位均位于或邻近肩峰下滑囊，具有疏通局部经络气血的作用。曲池、合谷属于手阳明经，多气多血，其经脉又通过滑囊的部位，可行气活血，祛瘀血止疼痛。

3. 劳伤筋脉

（1）主症：肩部酸痛日久不解，肌肉萎缩，劳累后疼痛加重，肩关节活动不利，伴有头晕目眩，气短懒言，四肢乏力。脉细弱，或沉细无力，舌质淡，苔薄白。

（2）治则：补气养血，舒筋通络。

（3）处方：肩井、巨骨、肩髃、肩髎、曲池、少海、阳池、合谷、足三里。

（4）操作法：肩井、肩髃、肩髎平补平泻法，巨骨采用齐刺针法，斜针刺向肩关节，曲池、少海、合谷、阳池、足三里针刺捻转补法。

（5）方义：本证的病机是气血亏损筋脉失养，治疗应当补益气血，气血来源于脾胃，故治疗的重点是健脾益胃以益气血生化之源。取曲池、合谷、阳池、少海、足三里健脾益胃。足三里属于足阳明经，是健脾益胃的重要穴位；曲池是手阳明经"五输穴"中的合穴，配五行属土，隶属于脾胃，针补曲池、足三里可增强脾胃生化气血的功能。合谷是手阳明经的原穴，阳池是手少阳经的原穴，原穴是脏腑元气经过和留滞的部位，元气通过三焦的作用输送到全身，保持脏腑经络的正常生理功能，所以合谷与阳池可促使元气、营卫之气输送到肩部，营养耗伤的筋脉。且合谷、阳池也有治疗肩痛的良好作用，正如《医宗金鉴》所说合谷"主治……风痹，筋骨疼痛。"《针灸甲乙经》："肩痛不能自举，汗不出，颈痛，阳池主之。"等记载都说明合谷、阳池可以用于肩痛的治疗。少海是手少阴心经的"合穴"，合穴配五行属肾水，肾藏精血，心主血，故针补少海有补益精血的作用。曲池、合谷、阳池、足三里均隶属于阳经，少海隶属于阴经，阴阳相配，气血双补，才可达到益气养血的作用。且少海也可用于肩痛的治疗，《医宗金鉴》少海主"漏肩与风吹肘臂疼痛"。实验研究表明：针刺人的足三里、合谷和少海，以尿17–羟皮质类固醇和17–酮类固醇的排出量为指标，证明对肾上腺皮质功能有良好的作用。肾上腺皮质分泌肾上腺皮质激素，其中包括可的松（皮质素）和氢化可的松（皮质醇），具有抗炎、抗过敏、抗毒素的作用，对肩关节疼痛、肩关节肿胀、肩部肌腱损伤修复等有良好的作用。

七、肩部扭挫伤

肩部因受到外力打击、碰撞，或过度牵拉、扭掫而引起肩关节周围软组织的损伤，出现以肩部疼痛和活动障碍为主要症状称为肩部扭挫伤。

本病可发生于任何年龄，部位多在肩部上方或外侧方，并以闭合伤为其特点。本病属中医"肩部筋伤"范畴，针灸治疗用良好的效果。

（一）诊断要点

（1）有明显外伤史：多因碰撞、跌倒、牵拉过度或投掷物体过度用力所致。

（2）肩部上方或外侧方疼痛，并逐渐加重，肩关节活动受限。挫伤者，皮下常出现青紫、瘀肿。扭伤者，当时可无症状，休息之后开始出现症状，并逐渐加重，有压痛。

（3）压痛：肱骨小结节处有明显的压痛，急性期可触及囊性肿物，慢性期可触及结节状阳性反应物。

（4）X线摄片：排除肩关节各构成骨的骨折、关节脱位及肌腱断裂。

（二）病因病机

（1）肩部受到外力的撞击、跌伤，或肩关节过度牵拉，扭掫等原因，引起肩部肌肉或关节囊的损伤或撕裂，使局部脉络损伤，瘀血闭阻，经络气血不通，发生肿胀疼痛及功能障碍。

（2）瘀血长期滞留，一则耗伤气血；二则阻滞经络气血的畅通，使局部筋肉失养，筋肉缺乏气血的濡养则拘急，拘急则痛，此"不荣则痛"是也。

（三）辨证治疗

1. 瘀血阻滞

（1）主症：多见于外伤初期，局部肿胀，疼痛拒按，功能受限，或见局部皮肤瘀青。舌苔薄白，脉弦或细涩。

（2）治则：散瘀消肿，通络止痛。

（3）处方：肩髃、肩髎、臑会、阿是穴、曲池、合谷、外关、商阳、关冲、少泽。

（4）操作法：先取阿是穴刺络拔罐，再用三棱针点刺商阳、关冲、少泽出血。其余穴位均用捻转结合提插泻法。

（5）方义：本证是由于瘀血阻滞经络气血不通所引起，阿是穴是病证的反应点，也是瘀血积聚的部位，根据"菀陈则除之"的治疗原则，所以对阿是穴刺络拔罐法，祛瘀血通经络以止痛。本病的病位在肩部的外侧，属于手三阳经的范畴，取三条经络的井穴点刺出血，可祛除三条经脉中的瘀血，消肿止痛；三条经的井穴均属于金，"金"应于肺，肺主气，点刺出血，又可清热消肿通经止痛。肩髃、肩髎、臑会属于局部取穴范畴，曲池、合谷、外关属于远端取穴。局部取穴与远端取穴相结合，可以获得更好的疏通经络的作用。

2. 筋肉失养

（1）主症：肩部疼痛久病不愈，以酸痛为主，并有沉重感，劳累后或遇风寒则疼痛加重，得温则疼痛减轻。舌质淡苔薄白，脉沉细。

（2）治则：补益气血，濡养筋肉。

（3）处方：肩井、巨骨、天宗、肩髃、肩髎、臑俞、臂臑、臑会、曲池、少海、合谷、阳池、腕骨、足三里、三阴交。

（4）操作法：诸穴均采用浅刺法，针刺后在肩髃、肩髎、臑俞加用艾条灸法，每穴温灸3分钟，留针30分钟。

（5）方义：见肩峰下滑囊炎劳伤筋脉证。

3. 巨刺法

（1）主穴：阳陵泉、上巨虚。

（2）操作法：先在阳陵泉或上巨虚处寻找压痛点，一般常见于健侧，也可见于患侧。确定压痛点后，用0.30 mm×75 mm的毫针直刺50 mm左右，得气后，拇指向后提插捻转，使针感直达足趾。在运针的同时，令患者活动患肢，约3分钟疼痛可缓解。留针30分钟。

（3）适应证：肩关节外伤后疼痛急性发作。

第三节　胸背部筋骨疼痛

一、概述

胸部脊柱由12块椎骨及其韧带连接组成，有略突向背侧的弯曲。胸椎椎体似心形，由上向下逐渐增大，其两侧有与肋骨头连接的肋凹陷，上下各一。横突呈圆柱形，伸向后下方，其前面由横突肋骨凹与肋骨结节构成结节。胸椎关节突呈冠状位。胸椎棘突细长，斜向后下方，相互重叠。各棘突与邻近的椎板相互排列呈叠瓦状。椎间盘较薄，椎体与椎间盘的前后面有前纵韧带和后纵韧带。12个胸椎的椎孔连接构成胸段椎管，内有脊髓。

12个胸椎分别与12对肋骨连接，胸椎、椎间盘、肋骨、胸骨及其相应的软组织成胸廓，保护胸廓内脏器。

胸背部的表层有浅、深筋膜，深筋膜上连项筋膜，下连腰筋膜。胸背部的肌肉分为三层，浅层的上部为斜方肌，下部为背阔肌；中层为大、小菱形肌及肩胛提肌，后锯肌位于菱形肌的深面；深层为竖脊肌。

胸背部经络分布：背部有督脉、足太阳经及其经筋、手太阳经筋、手足阳明经筋；侧面有足少阳经及其经筋、手厥阴经筋；胸部有任脉、手太阴经及其经筋、手少阴经及其经筋、手厥阴经及其经筋、足少阴经、足太阴经、足阳明经及其经筋、足少阳经筋；脊柱腹侧有足太阴经筋、足少阴经筋。

二、背肌筋膜炎

（一）概述

项背肌筋膜炎是指项背部的肌肉、筋膜由于急慢性损伤或感受风寒湿邪等原因发生无菌性炎症，引起项、背、肩等处疼痛、麻木的疾病。本病又称纤维织炎、软组织劳损、肌肉风湿病等。

本病相当于中医学中的"背痛""肩背痛"的范畴，是针灸治疗的主要适应证之一。

（二）诊断要点

（1）项背部疼痛、酸痛或伴有上肢或枕部、头顶部的放射痛，遇阴雨天、寒冷、潮湿等气候症状加重。

（2）背部有沉重感、紧束感，背如石压，或兼见头痛、头晕、视物模糊、胸闷、胸痛、心悸等。

（3）背部肌肉紧张、僵硬、压痛，并可触摸到结节或条索状阳性反应物，常见于肩胛骨内上角附分穴处（病位于肩胛提肌）、肩胛骨内侧缘附分、魄户、膏肓、神堂等穴位处（病位于菱形肌）、肩井穴位处（病位于斜方肌上部）、肩中俞穴位处（病位于斜方肌中部）、膈关穴位处（病位于背阔肌）、脊旁夹脊穴（病位于竖脊肌）、棘突上（病位于棘上韧带）、两棘突间（病位于棘突间韧带）。

（4）颈背部有扭挫伤史，如慢性劳损史（如长期低头伏案、高枕睡眠等）。

（5）理化检查：排除风湿及类风湿脊柱炎。

（三）病因病机

1. 风寒湿邪侵袭

本病位于肩背部，是诸阳经脉分布的区域，最易感受风寒湿邪。或汗出当风，或夜卧受寒，或久居寒湿之处，感受风寒湿邪，稽留于肌肤筋肉之间，致经络气血凝滞不通，发为经背背痛。正如《灵枢·周痹》云："风寒湿气，客于外分肉之间，迫切而为沫，沫得寒则聚，聚则排分肉而分裂也，分裂则痛。"

2. 瘀血阻滞

因劳力、扭挫或跌打损伤，久痛入络，致瘀血阻滞，脉络不通，不通则痛。

3. 气机逆乱，气血失调

《素问·阴阳别论》："二阳一阴发病，主惊骇背痛，善噫善欠，名曰风厥。"久坐伏案或长久低头工作，劳伤气血，气血不足则筋肉失养，筋肉拘挛，发为疼痛。久坐伤肉损伤脾胃，阻碍气血生化之源。长久伏案，思虑过度，劳伤心脾，耗气伤血，致使气血虚弱，在外则筋肉失养，在内则脏腑功能失调，气机逆乱，肝阳趁机上逆，发为风厥。

4. 辨证与治疗

（1）风寒湿邪痹阻：①主症：肩背疼痛，遇寒加重，得热痛减，按之作痛和筋结。舌淡红，苔薄白，脉浮紧。②治则：疏风散寒，祛湿通络。③处方：天池、大椎、风门、天宗、阿是穴、后溪、三间。④操作法：针刺泻法，留针30分钟，间歇运针，同时艾灸大椎、风门、阿是穴，出针后再拔火罐。⑤方义：本证是由于风寒湿邪侵袭经络，气血凝滞，阻塞不通所致。太阳、阳维主表，故取足少阳、阳维之会穴风池、足太阳经穴风门及诸阳之会穴大椎，针而灸之，疏风散寒，通经祛邪。复取手太阳经穴天宗，再配以局部阿是穴，针灸同用，并拔火罐，以温通局部经气。后溪、三间是手太阳经和手阳明经的"输"穴，功善祛风止痛，因为二穴配五行属于风，"俞主体重节痛"，且手阳明经筋"绕肩胛，夹脊"，手太阳经筋"上绕肩胛，循颈"，故二穴是可治疗项背疼痛。《标幽赋》"阳跷阳维并督脉，主肩背腰腿在表之病"；《席弘赋》"更有三间、肾俞妙，善除肩背浮风劳"，都表明后溪、三间是治疗肩背痛、项背痛的有效穴位。诸穴合用，可达疏风散寒，祛湿通络的功效。

（2）瘀血阻滞：①主症：项背部或肩背部疼痛，痛如针刺，部位固定，痛连肩臂，甚或麻木不仁，活动受限，遇寒或劳累则加重。舌质黯有瘀点，苔薄白，脉弦细。②治则：行气活血，通络止痛。③处方：天柱、曲垣、秉风、阿是穴、膈俞、合谷、曲池。④操作法：针刺泻法，间歇行针，留针30分钟。并于阿是穴、膈俞刺络拔罐出血，再加用艾条灸，每穴灸3分钟。⑤方义：本证是由于外伤或久痛入络，瘀血阻滞所致，膈俞为血之会穴，阿是穴是瘀血凝聚的部位，刺血拔罐，可活血化瘀，加用灸法可增强活血化瘀的作用。曲池、合谷均属于手阳明经，阳明经多气多血，其经筋分布于肩胛部，曲池善于疏通经络气血，合谷善于行气活血化瘀，二穴同用可疏通肩胛部经络瘀血的痹阻。其余诸穴属于局部取穴，如此局部与远端相配合，可达活血化瘀，疏通经络气血的作用。

（3）气血逆乱，肝阳上亢：①主症：肩背部酸痛、沉重，头痛头晕，视物模糊，胸闷胸痛，心悸不宁，脘腹胀痛。舌质胖大，脉弦细。②治则：调补气血，平肝潜阳。③处方：风池、心俞、阿是穴、中脘、手三里、足三里、三阴交、太冲。④操作法：风池平补平泻法，阿是穴针刺泻法，并灸法，中脘平补平泻法，手足三里、三阴交针刺补法，太冲针刺泻法。⑤方义：本证是由于升降失调，气血逆乱，肝阳上亢所致。针刺风池、太冲泻上亢的肝阳，治头痛头晕；心俞、手足三里、三阴交，补脾胃生心血，补益气血生化之源，荣心养目；中脘与足三里配合，既可调补脾胃，又可斡旋气机的升降，使气血调达，升降适度，诸症可解；阿是穴除局部经筋之痉挛，疏通局部经络的痹阻；手足阳明经筋均绕肩胛附属于脊背，故手足三里可补气血荣养肩背部的经筋，缓痉挛以止痛。如此，上下之配合，局部与远端相配合，气血调达，诸症可除。

三、胸椎小关节错缝

（一）概述

胸椎小关节错缝是临床上常见的病证，常急性发作，表现为胸背部疼痛和功能障碍，也称为胸椎后关节滑膜嵌顿，俗称"岔气"。本病多发生于第2～7胸椎，青壮年多见。针灸治疗有良好效果。

胸椎小关节错缝包括胸椎关节突错缝和肋椎关节错缝。胸椎关节突关节有上位胸椎的下关节突与下位胸椎的上关节突构成，关节面近似额状位，有利于胸椎侧屈伸展运动。胸椎周围的软组织比较薄弱，当胸椎处在特定位置时，遇到强大的冲击力，则可发生胸椎小关节错移。如胸椎过度前屈位时或过度后伸位时，如突然遭受背部或胸部的外力打击，以及强大的旋转力，打喷嚏，跳跃，蹦极等可使关节面旋转错移。

肋椎关节包括肋小头关节和肋横突关节，分别由胸椎椎体侧面及横突上的肋凹与肋骨小头及肋结节上的关节面组成，并有韧带保护。肋骨可在这两个关节面上活动，帮助呼吸运动的完成。当肋骨上下旋转运动过于突然或急促连续时，可造成错缝，并伴有周围韧带损伤，如连续不断地笑、咳嗽、双手托举物品向高处放等。

（二）诊断要点

（1）多有明显的外伤史，如笑、咳嗽、打喷嚏、跳跃、双手高举前伸突然用力等。

（2）受伤后立即出现或逐渐出现胸背部疼痛，疼痛位于棘突下或棘突旁，有时疼痛可放射到肋间。

（3）呼吸运动受限，深呼吸、咳嗽、打喷嚏、手臂高举等均可引起疼痛加剧。

（4）检查：胸椎棘突下或棘突旁可触及压痛点。如压痛点位于棘突下，常伴有棘突偏歪，多为椎间关节错缝；如压痛点为棘突旁，常无棘突偏歪，多为椎肋关节错缝，疼痛可向肋间隙或胸部放射。

（5）X线片检查：部分患者有患椎棘突偏歪改变。

（三）病因病机

在椎体不稳定的情况下，突然受到外力的冲击，或连续不停地笑、咳嗽、打喷嚏、跳跃，或手臂高举又突然用力等，使关节面错位，滑膜嵌顿，韧带损伤，瘀血阻滞，发为疼痛。

（四）辨证与治疗

1. 主症

受伤之后，胸背疼痛，可连及胁肋部，不能深呼吸，咳嗽、打喷嚏则疼痛加剧，胸椎棘突下或棘突旁压痛。舌苔薄白，脉弦。

2. 治则

活血化瘀，通经止痛。

3. 处方

阿是穴、后溪、手三里。

4. 操作法

先刺后溪、手三里，直刺捻转泻法，再捻针的同时，令患者做深呼吸运动，或咳嗽。阿是穴直刺捻转泻法，但应严格掌握针刺的深度和角度，起针后刺络拔火罐，保留 10 分钟。

5. 方义

阿是穴属于局部取穴，或针在棘突上，或针在棘突间，或针在夹脊穴的部位，依据压痛点而定。后溪属于手太阳经，对于脊柱病变有显著疗效；手三里属于手阳明经，功善治疗脊背部疼痛，手阳明经筋与手太阳经筋均附着于脊背，故可用于及背部病证的治疗。

四、胸椎小关节紊乱症

（一）概述

胸椎小关节紊乱症是指胸椎后关节在劳损、退变或外伤等因素作用下，导致胸椎小关节发生急、慢性损伤或解剖移位以及椎旁软组织发生无菌性炎症反应，刺激、牵拉或压迫其周围的肋间神经、交感神经，引起神经支配区域疼痛、不舒适或胸腹腔脏器功能紊乱等一系列症状，称之为胸椎小关节紊乱症。由于胸腹腔脏腑功能紊乱的症状一般不是与胸椎小关节损伤同时出现，往往较晚一段时间出现，因此医生与患者均难于将胸腹腔脏腑功能紊乱症状与胸椎小关节损伤联系起来，导致临床上常常误诊，遗忘了疾病的根源是胸椎病变。

（二）诊断要点

（1）患者有背部外伤或长期姿势不良史，如长期低头、伏案工作等。

（2）胸背部酸胀疼痛或沉重乏力，时轻时重，一般活动后减轻，劳累或受寒后加重。

（3）胸胁部疼痛，疼痛的具体部位因胸椎损伤的部位而异，如：胸椎 $T_{2\sim5}$ 损伤，可表现为乳房以上胸胁部位的疼痛、心前区痛；胸椎 $T_{5\sim12}$ 的损伤，可表现为乳房以下区域疼痛、胸痛、胁肋痛、胃区痛、肝区痛、腹部痛等。

（4）自主神经紊乱症状。①汗液排泄障碍：表现为多汗或无汗（局部或半身、全身）。②胸腔脏器功能紊乱症：可见心烦胸闷、胸部压迫感、心律失常、血压异常、咳嗽哮喘等心血管和呼吸系统症状，多见于胸椎 $T_{1\sim4}$ 小关节损伤。③腹腔脏器紊乱症状：可见胃脘胀痛、食滞纳呆、嗳气吞酸、腹胀便秘或腹泻等消化功能紊乱症。

（5）检查。①触诊：胸椎棘突、棘突间、椎旁有叩痛、压痛、棘突偏歪或有后凸，或有凹陷。棘突上、棘突间及椎旁的韧带有条索样改变或结节。②X 线检查：可见胸椎有损伤性改变或退行改变、韧带钙化、胸椎侧弯或后凸畸形。可除外结核、肿瘤、类风湿、骨折等。③理化检查：可除外脏腑肿瘤、结石以及损伤程度。

（三）病因病机

1. 外邪侵袭

人体在疲劳、虚弱的情况下，复感风寒湿邪，导致筋脉痹阻，血行不畅，经脉不通，不通则痛，以致筋肉痉挛，进而引起胸椎小关节功能活动障碍，日久可致筋膜变性、增厚、粘连，从而影响脊神经和自主神经的功能，产生脊背疼痛和脏腑功能紊乱的症状。

2. 跌打损伤

外力打击背部，损伤筋肉、脉络，血溢脉外，瘀血阻滞，筋肉肿胀，挛缩作痛，搏击脊神经和交感神经而发病。

3. 劳伤气血

由于劳力过度或长久伏案用脑过度，劳伤气血，气血亏损。气血虚弱，筋骨失养，筋肉挛缩，胸椎及其小关节失稳，触及交感神经，而发病；气血虚弱，心脾两虚，则胸痛胸闷，心悸烦乱，胃脘疼痛，腹胀便溏等症。

（四）辨证与治疗

1. 外邪侵袭

（1）主症：背部疼痛，伴有沉重感、紧感、冷感，遇寒加重，得热痛减，疼痛可连及胸胁部。舌苔薄白，脉浮紧。

（2）治则：散风祛寒，温经通络。

（3）处方：胸椎夹脊阿是穴、大椎、后溪、合谷、外关。

（4）操作法：夹脊阿是穴有两种，一是压痛点，二是结节、条索；针刺的方法是采用 0.30 mm × 40 mm 的毫针，刺入 20 mm 左右，得气后用捻转泻法；术后加用艾条灸法。针大椎时患者微低头，直刺捻转泻法，术后加用灸法。后溪、合谷、外关均直刺泻法。

（5）方义：本证是由于感受风寒湿邪而引起，病变部位属于督脉、太阳经以及阳明经筋。针刺并温灸诸阳之会大椎，祛除邪气通经止痛。阿是穴处是邪气痹阻之处，针刺泻法祛邪，艾灸温通除邪。后溪、合谷属于手太阳经和手阳明经，其经筋分布背部，结聚于脊柱，又有良好的行气祛邪，通经止痛的功效。外关属于手少阳经，少阳经循行于胸胁部，是治疗胸胁痛的主要穴位之一；外关又通于阳维脉，阳维脉维系诸阳经而主表，故又有祛除邪气从表而解的功能。诸穴配合可达祛除邪气通经止痛的效果。

2. 瘀血阻滞

（1）主症：背部疼痛，疼痛部位固定，呈刺痛性质，肩臂活动则疼痛加重，背部按之作痛。舌质紫黯，脉涩。

（2）治则：活血化瘀，通经止痛。

（3）处方：胸椎夹脊阿是穴、手三里、后溪、委中。疼痛连及胸胁部加：内关。

（4）操作法：胸椎夹脊穴的刺法见上，术后刺络拔火罐，委中用三棱针点刺出血，手三里、后溪直刺捻转泻法。内关直刺，捻转泻法。

（5）方义：本证是由于瘀血阻滞所致，故取阿是穴刺络拔火罐，取委中放血，祛瘀活血，消肿止痛。手三里、后溪分别属于手阳明经和太阳经，其经筋分布在背部并附着于脊柱，是治疗脊背疼痛的重要穴位。内关属于手厥阴心包经，其经脉、经筋分布在胸胁部，心主血脉，所以内关既可治疗胸胁部的疼痛，又有活血祛瘀的作用。疼痛剧烈时可内关透外关，可有较强的活血化瘀、行气化瘀、通经止痛的功效。

3. 劳伤气血，心脾两虚

（1）主症：背部酸痛，劳累后加重，胸闷胸痛，心悸不宁，胃脘疼痛，时发时止，纳呆腹胀，便溏乏力。舌质胖淡，脉沉细。

（2）治则：健脾宁心，补益气血。

（3）处方：胸椎夹脊阿是穴、膻中、神门、中脘、足三里、三阴交。

（4）操作法：胸椎阿是穴的刺法同前，术后加用灸法。膻中针尖向下平刺补法。其余诸穴均用直刺捻转补法。

（5）方义：本证是由于气血亏损筋骨失养所致，阿是穴是病变症结的反应点，或为压痛点，或为结节、条索状物，针刺阿是穴可缓解经筋、肌肉的挛缩，消除结节和条索，使经脉通畅，有利于气血对筋骨的濡养。膻中位于胸部正中，是心包的募穴；神门是心经的原穴，二穴配合，可宁心安神，养血通脉。中脘、足三里、三阴交调补脾胃，既可治疗胃脘部和腹部的病证，又可补益气血，乃治本之法。

五、胸廓出口综合征

（一）概述

胸廓出口综合征是指臂丛神经、锁骨下动静脉在胸廓出口区域内受压而引起的一组症候群。

胸廓出口亦称胸廓上口（相当于缺盆），其上界为锁骨，下界为第一肋骨，前方为锁骨韧带，后方为中斜角肌，其内侧为肋锁关节，外侧为中斜角肌。在此空隙中，前斜角肌将其分为前后两部分，在前斜角肌与锁骨下肌之间，有锁骨下静脉通过；在前斜角肌与中斜角肌之间，有臂丛神经、锁骨下动脉通过。在正常情况下，臂丛神经、锁骨下动静脉在此间隙中不会受到影响，但当颈肋过长、斜角肌痉挛、肥厚以及锁骨骨折畸形愈合等因素，导致此肋锁三角间隙变窄，引起病证。由于造成三角间隙的原因不同，又常用病因命名，如有颈肋综合征、肋锁综合征、前斜角肌综合征、过度外展综合征、胸小肌综合征等。

（二）诊断要点

（1）本病多发生于青年和中年，一般女性较多，单侧发病较双侧者多。常表现为臂丛神经和锁骨下动静脉受压或牵拉症状。

（2）臂丛神经受压症状，肩臂手的麻木、疼痛、乏力、酸胀，并有放射感。疼痛性质多为刺痛或灼痛。临床上以尺神经受压较多见。病久不愈，可见神经支配区肌肉萎缩、感觉减退和激励下降。

（3）血管受压的症状，动脉受压，患肢有间歇性无力和缺血性弥漫性疼痛、麻木，桡动脉搏动减弱，并伴有皮肤苍白、发凉、怕冷，患肢高举时更加明显。静脉受压时，患肢浅静脉怒张、水肿、手指发绀、僵硬。

（4）检查：①锁骨上窝饱满、压痛；有颈肋者，可触及骨性隆起；有斜角肌病变者，可触及前斜角肌僵硬、肥厚及压痛。②挺胸试验：患者直立，双手下垂，检查者双手分别触摸患者桡动脉。嘱患者挺胸，上肢伸直，并使肩胛骨尽量以向后下方，此时桡动脉搏动减弱或消失者为阳性。表示肋锁间隙狭窄，挤压臂丛神经及血管。③过度外展试验：将患者上肢过度外展并后伸，桡动脉明显减弱或消失为阳性，表示动脉被胸小肌挤压。④举臂外展运动试验：将患者双侧上肢外展并外旋，双手做连续快速伸屈手指运动，患肢迅速出现向心性疼痛、麻木、乏力，为阳性。健侧可持续1分钟以上。⑤头后仰试验（Adson法）：患者取坐位，检查者双手分别触摸患者桡动脉。嘱患者深吸气并憋住，头后仰并转向患侧，如桡动脉搏动减弱或消失者为阳性，表示斜角肌压迫臂丛神经及动脉。⑥X线片检查：颈椎正侧位片，有助于确诊是否有颈肋、第7颈椎横突过长、锁骨及第1肋骨畸形等。

（三）病因病机

1. 外感风寒邪气

风寒邪气侵袭项背肩臂的肌肉、关节、经筋，使斜角肌、胸小肌、锁骨下肌等挛缩、紧张，导致锁肋三角间隙狭窄，经络痹阻，气血运行不畅，不通而痛。

2. 瘀血阻滞

跌扑损伤，瘀血阻滞，肩臂肿胀、疼痛；或疼痛久延不愈，气血长期运行不畅，经气闭塞而成瘀血，导致斜角肌等肌肉痉挛、肿胀、僵硬，使锁肋三角间隙狭窄，经气不通而发病。

3. 气血虚弱

年老体弱，气血不足；或劳作过度，气血亏损，使肩胛部肌肉、经筋乏力而松弛，肩部下垂，锁肋间隙变小，经气不通而痛。

4. 辨证与治疗

胸廓上口相当于缺盆的部位，有众多的经脉和经筋经过，如手太阴经及经筋，手阳明经、足阳明经及经筋，手少阴经及经筋，手太阳经、足太阳经筋，手少阳经、足少阳经及经筋等，故此处发生病变，会引起多条经脉的病证。在辨证与治疗时，既要治疗经络的病证，又要注意病因的治疗。

（1）循经辨证论治：

①主症：肩臂部桡侧疼痛、麻木，属于手阳明经与手太阴经；肩臂部尺侧疼痛、麻木，属于手太阳经与手少阴经；肩臂部内侧疼痛、麻木，属于手厥阴经。

②治则：通经止痛。

③处方：肩臂部桡侧疼痛、麻木：颈臂穴、扶突、肩髃、曲池、列缺、合谷、商阳、少商。a. 肩臂部尺侧疼痛、麻木：颈臂穴、扶突、肩贞、极泉、少海、支正、后溪、少泽、少冲。b. 肩臂部及上肢内侧疼痛、麻木：颈臂穴、扶突、曲泽、内关、大陵、中冲。

④操作法：颈臂穴属于经外穴，位于锁骨内1/3与外2/3的交点处向上1寸，当胸锁乳头肌锁骨头后缘。沿水平方向向后刺入0.5寸左右，当出现触电感向上肢传导时，行捻转平补平泻手法后随即出针。扶突直刺0.5寸，提插手法，当出现麻感时，行捻转平补平泻法后随即出针。刺极泉时，上臂抬起，用切指法进针，提插手法，当出现触电感时，行捻转泻法，随即出针。井穴均采用三棱针点刺出血法，其余诸穴直刺捻转泻法。

⑤方义：上述处方系根据"经络所通，主治所及"的原则，按照疼痛部位循经取穴的方法，可达疏通经络，调理气血的作用，经络气血通达，疼痛可止。其中疼痛而兼有寒冷、麻木者，可加用灸法，以温通经气，增强止痛效果。

（2）风寒痹阻：

①主症：肩臂疼痛麻木，或上下走穿；或疼痛拒按，筋脉拘紧，皮肤苍白发凉。舌苔薄白，脉弦紧。

②治则：祛风散寒，通经止痛。

③处方：扶突、颈臂（阿是穴）、肩髃、曲池、外关、合谷、后溪。

④操作法：扶突、颈臂的刺法同上。其余诸穴均直刺捻转泻法，并可在肩髃穴或大椎穴或阿是穴加用灸法。

⑤方义：本证是由于风寒邪气痹阻引起的病证，扶突属于手阳明经，有散风祛邪通经止痛的作用，是治疗臂丛神经痛的经验穴。颈臂穴或在锁骨上窝寻找阿是穴，均位于锁骨上窝，属于缺盆范畴。缺盆是诸多经脉、经筋通过的部位，尤其与上肢的手三阳经、手三阴经的关系更为密切，是治疗上肢病证的主要穴位，正如《甲乙经》云缺盆主"肩引项臂不举，缺盆肿痛。"肩髃、曲池、合谷，同属于手阳明经，多气多血，既能疏通经络调理气血，又有祛除外邪的作用，是治疗上肢病变的重要组合。外关属于手少阳经，并通于阳维脉，及可疏通经脉，又可祛邪外出，长于通经除邪。后溪是手太阳经五输穴中的输穴，"俞主体重节痛"，有散风除湿止痛的作用，是治疗筋骨疼痛的重要穴位。

（3）瘀血阻滞：

①主症：锁骨上窝肿胀疼痛，上肢刺痛或麻木，手指发绀、僵硬。舌质紫黯，脉沉涩。

②治则：活血化瘀，通络止痛。

③处方：颈臂（阿是穴）、膈俞、极泉、曲泽、少海、曲池、合谷。

④操作法：颈臂或阿是穴浅刺 0.5 寸左右，当出现触电感后，行捻转泻法，随即出针。针极泉时患者举肩，用切指法避开动脉进针，提插手法，当出现触电感时，行平补平泻法，随即持针。膈俞行刺络拔罐法，曲泽用三棱针点刺出血。其余诸穴直刺捻转泻法。

⑤方义：本证是由于瘀血阻滞所致，故取血之会穴膈俞和曲泽点刺放血，以活血化瘀，通络止痛。颈臂或阿是穴乃是病变的部位，泻之可消肿祛瘀。极泉、少海均属于手少阴心经，心主血脉，故二穴可行血通脉，主治上肢疼痛，正如《针灸大成》云极泉"主臂肘厥寒，四肢不收"，《医宗金鉴》少海主"漏肩与风吹肘臂疼痛"。曲池、合谷属于手阳明经，阳明经多气多血，二穴配合行气通脉、行气化瘀，是调理气血疏通经络的重要组合。

（4）气血虚弱：

①主症：颈项肩背酸痛，肌肉萎缩，手臂酸痛麻木，手臂乏力，举臂艰难，手指拘挛，甚或头晕心悸。舌淡苔薄，脉细弱。

②处方：扶突、颈臂（或阿是穴）、脾俞、少海、手三里、合谷、足三里、三阴交。

③操作法：扶突、颈臂（或阿是穴）的针刺法同前，得气后捻转平补平泻法。其余诸穴用捻转补法。

④方义：本证是由于气血虚弱，筋肉失养、乏力，肩胛骨、锁骨下垂，导致肋锁间隙狭窄，挤压臂丛神经及锁骨下动静脉，引发病证，治当补气益血。补益气血总应培补生化之源为主，穴用脾俞、手足三里、三阴交调补脾胃，以助气血生化之源。补合谷助肺气，益宗气，"宗气积于胸中，出于喉咙，以贯心脉，而行呼吸。"故可益气通脉。少海是手少阴心经五输穴中的合穴，补之可补血养筋；配手三里用于手臂麻木的治疗，《百症赋》"且如两臂顽麻，少海就傍于三里。"

六、胸壁挫伤

胸壁是由骨性胸廓与软组织两部分组成。软组织主要包括胸部的肌肉、肋间神经、血管和淋巴组织等。由于外界暴力挤压、碰击胸部导致胸壁软组织损伤。本病是临床上常见的损伤性疾病，多见于青壮年。

（一）诊断要点

（1）患者多由外力致伤病史。

（2）受伤后胸胁部疼痛，疼痛范围相对明确，深呼吸或咳嗽时疼痛加重。

（3）检查：①胸廓部有局限性瘀血肿，有明显压痛点。②抬肩、活动肩胛、扭转躯体时疼痛加重。

③ X线检查：无异常改变，但可除外骨折、气胸、血胸等。

（二）病因病机

胸部挫伤，多因外力直接作用于胸部，如撞击、挤压、拳击、碰撞、跌打损伤等，使胸部皮肤、筋肉受挫，脉络损伤，血溢脉外，瘀血停滞，经脉不通而痛。

（三）辨证与治疗

1. 主症

受伤之后，胸胁部痛，深呼吸、咳嗽、举肩、躯体扭转则疼痛加重，局部有明显压痛。舌质紫黯，脉弦。

2. 治则

活血祛瘀，通经止痛。

3. 处方

阿是穴、华佗夹脊穴、内关、支沟、阳陵泉。

4. 操作法

阿是穴用平刺法，术后刺络拔罐出血。华佗夹脊穴应根据病变的部位，选择相应的夹脊穴 1～3 个，直刺泻法，使针感沿肋间隙传导，最好达到病变处。内关直刺捻转泻法，最好少用提插手法，以免损伤正中神经，引起手指麻木、拘紧等后遗症。支沟、阳陵泉直刺捻转泻法。

5. 方义

阿是穴刺络拔罐出血，祛除瘀血，疏通局部气血的瘀阻；华佗夹脊穴，对于胸胁部疼痛及肋间神经痛有很好效果；内关属于手心包厥阴经，其经脉、经筋布于胸胁部，心包主血脉，故内关可有理血通脉、活血祛瘀的作用；内关又是手厥阴经的络穴，外联手少阳三焦经，三焦"主持诸气"，故内关又有调气活血、理气止痛的功效，所以内关是治疗胸胁部疼痛的主穴；支沟、阳陵泉属于手、足少阳经，其经脉、经筋均分布于胸胁部，是治疗胁肋疼痛的重要组合。

七、蒂策综合征（肋软骨炎）

蒂策综合征是一种非特异性疾病，又称肋软骨炎、特发性痛性非化脓性肋软骨肿大。本病是胸背部病变的常见病、多发病，表现为肋软骨的痛性肿胀，尤其好发于第二肋骨。本病好发于女性，病程长短不一，常迁延数月或数年，治愈后容易复发。中医无此病名，应属于胸胁痛范畴。

（一）诊断要点

（1）好发于女性，男性少见。

（2）胸痛急剧或缓慢发作，伴有胸部压迫感或勒紧感。

（3）疼痛呈持续性或间断性，当深呼吸或平卧时疼痛加重。有时疼痛可向肩及手部放射。

（4）检查：第二、三肋骨与软骨交界处肿胀、隆起，可触及结节状或条索状阳性反应物，质地柔软，按之有明显的局限性压痛。

（5）X线检查可除外胸腔和肋骨等器质性病变，对本病无诊断价值。

（二）病因病机

西医对本病的病因尚不明确，一般认为与劳损、外伤或病毒感染有关；疲劳及气候的变化可能是发病的诱因。中医根据本病的病变部位固定、局部肿胀、劳累后发作等证候特点，认为本病与瘀血、痰湿及气血虚弱有关。本病应属于筋骨病，位于胸部，与此有关的经络及经筋主要有：足阳明经及经筋，其经筋从下肢"上腹而布，至缺盆而结"；足太阴经及经筋，其经筋"循腹里结于肋，散于胸中"；手少阴经及经筋，其经筋"挟乳里，结于胸中"；手厥阴经及经筋，其经筋"入腋散胸中"；足少阳经及经筋，其经筋"系于膺乳，结于缺盆"；足厥阴经布胁肋等，这些经脉或经筋均于本病的发生有关。

1. 瘀血阻滞

胸部受跌打损伤或撞击，损伤经脉，血溢脉外；或上肢过度活动，胸大肌过度收缩，引起胸胁部韧带和肋软骨膜损伤，血溢脉外，经脉瘀阻，引起局部肿痛。

2. 痰瘀互结

肝气郁结，失于疏泄，气机郁滞，气滞则不能载血运性，血滞而为瘀；气滞则津液失于运行，凝聚为痰。痰瘀互结，脉络不通，发为肿痛。

3. 气虚血瘀

体质虚弱，复加长期胸壁劳作，耗伤气血，气虚则血行乏力，滞而成瘀血，经脉不通，发为肿痛。

（三）辨证与治疗

1. 瘀血阻滞

（1）主症：局部肿痛，痛有定处，痛如针刺，夜间加重，疼痛向肋部或脊背放射。舌质紫黯或有瘀点，舌苔薄白，脉弦或沉涩。

（2）治则：活血化瘀，疏经通络。

（3）处方：阿是穴、心俞、膈俞、合谷、郄门、太冲。

（4）操作法：阿是穴、心俞、膈俞刺络拔火罐，其余诸穴直刺捻转泻法。

（5）方义：本证是由于瘀血痹阻经脉所致，取阿是穴、心的背俞穴心俞、血之会穴膈俞，刺络拔火罐，祛瘀通络止痛。郄门是心包经的郄穴，心主血脉，功善治疗瘀血阻滞胸部经脉引起的疼痛症。合谷是手阳明经的原穴，原穴是元气流注的部位，与手太阴肺经相表里，阳明经多气多血，故合谷穴可行气祛邪，行气活血，行气通络，通经止痛。太冲是足厥阴肝经的原穴，肝主疏泄，肝藏血，故太冲功在理气调血，理气活血，理气通脉，理气止痛。合谷与太冲配合，名曰"四关"，是疏通经络、调理气血、活血祛瘀、通经止痛的主要穴位组合。

2. 痰瘀互结

（1）主症：病程较长，疼痛呈持续性隐痛，局部隆起，肿胀明显，胸部沉闷。舌苔白腻，脉弦滑。

（2）治则：理气化痰，活血化瘀。

（3）处方：阿是穴、膻中、内关、中脘、丰隆。

（4）操作法：阿是穴采用刺络拔火罐法；膻中针尖向下平刺，捻转手法，平补平泻；其余诸穴均直刺，平补平泻手法。

（5）方义：本证是由于痰瘀互结阻滞经络所致，阿是穴刺络拔火罐意在祛瘀通络。膻中是气之会穴，针刺平补平泻法，意在调气，调气可活血化瘀，调气可通经除痰；本穴又位于胸部中央，是治疗痰瘀滞留胸部的主穴。内关是手厥阴心包经的络穴，外络三焦经，心主血脉，三焦主气，故内关既可活血化瘀，又可理气化痰，善于治疗胸胁部病证。内关与膻中配合，局部与远端相结合，是治疗胸部、胁肋部及其内部脏腑疾病的主要组合。中脘与丰隆相配合，和胃祛痰，健脾化痰，是治疗痰浊病证的主要组合。

3. 气虚血瘀

（1）主症：局部隐痛，疼痛与天气有关，遇冷易于发作，伴有胸背隐痛，心慌气短，体倦乏力。舌质黯红或淡红，脉沉弱。

（2）治则：益气养血，通络祛瘀。

（3）处方：阿是穴、膻中、太渊、足三里、隐白。

（4）操作法：阿是穴采用刺络拔罐法，术后加用灸法。膻中、太渊、足三里针刺补法，隐白用艾炷灸 7 ~ 9 壮。注意针刺太渊时应避开动脉，直刺 7 ~ 9 mm。

（5）方义：本证是由于气虚行血乏力，血液瘀滞胸部，痹阻脉络所致。阿是穴的部位正是瘀血阻滞所在，宗《素问·针解》："菀陈则除之者，出恶血也。"故在阿是穴处刺络出血，清除瘀血、死血，术后再加用灸法，血得热则行，可加强除瘀血通经络的作用。膻中是气之会穴，太渊是脉之会穴，又是手太阴经的原穴，二穴组合培补宗气，宗气积于胸中，以贯心脉，有益气通脉除瘀血的作用，并可消除胸部疼痛。足三里、隐白健脾补胃，培补气血生化之源，且隐白是治疗胸痛的经验效穴。

八、肋胸骨痛

肋胸骨痛是指肋软骨与胸骨连接处发生的自发性疼痛。本病多由于外伤、病毒感染、受寒冷刺激等原因，引起胸大肌附着处的肌纤维组织炎。

（一）诊断要点

（1）胸部自发性疼痛，可连及胁肋部。

（2）疼痛的性质为锐痛或切割样、撕裂样疼痛。

（3）疼痛好发于第 2 ～ 5 肋骨软骨与胸骨的接合处。

（4）检查：胸骨外侧缘有明显压痛；加压两侧胸壁时，病变处出现疼痛。

在临床上本病常与肋软骨炎相混淆，应注意鉴别。本病的压痛点在胸骨的外侧缘与肋软骨交界处。

（二）病因病机

1. 瘀血阻滞

外伤筋骨，损及血脉，血溢脉外，阻滞脉络，经气不通，不通而痛。

2. 寒瘀凝滞

胸肩部及上肢过度活动，耗伤气血，卫外不固，风寒湿邪乘虚入侵，寒主凝而血瘀，经络气血痹阻，发为疼痛。

（三）辨证与治疗

1. 瘀血阻滞

（1）主症：胸部疼痛，痛如针刺，部位固定，胸骨外侧缘按之疼痛。舌质紫黯或有瘀点，脉弦或沉涩。

（2）治则：活血化瘀，通络止痛。

（3）处方：阿是穴、膻中、心俞、膈俞、内关、合谷、太冲。

（4）操作法：阿是穴、心俞、膈俞刺络拔火罐，其余诸穴均直刺捻转泻法。

（5）方义：本证是由于瘀血痹阻经脉所致，处方选穴与肋软骨炎相同，方解也无差异，详见肋软骨炎瘀血阻滞证。

2. 寒瘀凝滞

（1）主症：胸部疼痛，痛则剧作，遇寒加重，得热痛减，触之作痛。舌质淡红，苔薄白，脉弦紧。

（2）治则：温经祛邪，通经止痛。

（3）处方：阿是穴、膻中、大椎、列缺、足三里、隐白。

（4）操作法：刺阿是穴用 0.25 mm×25 mm 的毫针，沿着肋骨的上下缘向胸骨平刺，有酸痛感或胀痛感沿肋骨传导，捻转泻法，术后加用灸法。膻中针尖向下平刺，捻转补法。针大椎时患者坐位，微低头，针尖朝向胸骨柄，进针 25 mm（1 寸左右）左右，得气后捻转平补平泻法，术后加用灸法。列缺针尖向上斜刺，得气后行捻转补法。足三里直刺，捻转补法。隐白艾炷灸 7 ～ 9 壮。

（5）方义：本证是由于寒瘀凝滞，经络痹阻所致，治疗时重用灸法，温经散寒，疏通经络。阿是穴是寒邪瘀血凝结的部位，属于局部取穴，针刺泻法并灸，针刺泻法可通经祛邪，艾灸可温经散寒，行血通脉。大椎属于督脉，又为诸阳之会，针灸并用，助阳祛邪，行气血通脉。气会膻中与列缺、足三里配合，培补宗气，贯通心脉，温阳除邪。隐白是治疗本病的经验穴，临床用之有明显效果。

九、剑状突起痛

剑状突起痛主要是剑状突起部疼痛，并伴有胸部、胃脘部、胁肋部及肩背部疼痛。剑状突起即胸骨剑突，相当于中医的蔽心骨。本病包括在中医结胸、心下痛、胃脘痛等病证的范畴。

（一）诊断要点

（1）剑突部有深在的持续地疼痛。

（2）胃饱满时、扩胸时、弯腰时以及扭转身体时可引起疼痛发作。

（3）疼痛可连及胸部、胃脘部、胁肋部。

（4）检查：剑突部有明显压痛，并有向胸部、腹部、胁肋部以及肩背部放射痛。

（二）病因病机

本病发生在心的下部，应属于心胃病证，循行的经脉有任脉、足阳明胃经、足太阴脾经、足厥阴肝经、手太阳小肠经、手少阳三焦经等，其发生的病因病机与痰热互结、寒与痰浊凝滞、肝郁气滞有关。

1. 痰热互结

痰热内结，滞留心下，不通而痛。本正与伤寒论中的小陷胸汤证相似，《伤寒论·辨太阳病脉症并治》："小结胸病，正在心下，按之则痛，脉浮滑者，小陷胸汤主之。"

2. 寒痰凝滞

寒与痰涎凝滞，结于胸膈，发为本病。本证与伤寒论中的寒实结胸证相似。痰涎结于膈上或膈下，胸与心下满闷作痛。

3. 肝郁气滞

肝气郁结，失于疏泄，胃气凝滞不通发为疼痛。

（三）辨证与治疗

1. 痰热互结

（1）主症：心下部疼痛，连及胸胁，按之则痛，心中烦乱，胃脘不适，有呕恶感。舌质红，苔黄腻，脉滑数。

（2）治则：化痰清热，理气止痛。

（3）主方：膻中、鸠尾、中脘、曲池、丰隆。

（4）操作法：针膻中针尖向下平刺 12～20 mm，捻转泻法。针鸠尾穴时两手臂高举置于头部，针尖向下斜刺 12 mm 左右，切勿直刺，捻转泻法。其余诸穴均直刺捻转泻法。

（5）方义：膻中属于任脉，位于胸部正中，为气之会穴，可理气止痛，可理气化痰，是治疗胸痛、胃痛的主要穴位。鸠尾位于胸骨剑突的下缘，又是任脉的络穴，其脉络散于腹，主治心胸痛、胃脘痛；鸠尾又为膏之原，膏即膏脂，由五谷之津液化合而成，所以本穴有化合津液为膏脂的作用，津液不能化合称为膏脂，即变为痰，所以鸠尾又有清化痰浊的作用。中脘、丰隆调理脾胃、除痰浊化生之源。总之，膻中、鸠尾理局部之气机，化病位处的痰浊，中脘、丰隆除痰浊生成之源，曲池清除邪热，标本兼治，病证可愈。

2. 寒痰凝滞

（1）主症：心与胸部疼痛，心下按之作痛，痛及胸背，四肢厥冷，胃脘冷痛，呕吐痰饮。舌苔白腻，脉滑而迟。

（2）治则：温化痰浊，通经止痛。

（3）处方：膻中、鸠尾、中脘、大椎、合谷、足三里。

（4）操作法：膻中、鸠尾、中脘针刺手法同前，针刺后加灸。针大椎取坐位，患者微低头，针尖向下颌方向进针，捻转补法，有针感向胸部传导较好，并加用灸法。合谷直刺平补平泻法，足三里针刺补法。

（5）方义：膻中、鸠尾、中脘的方解同前，加用灸法，可温阳通脉，可温阳化痰。足三里扶正祛邪，健脾化痰。合谷行气化痰，行气止痛。大椎属于督脉，又是诸阳之会，主治寒热，《素问·骨空论》"灸寒热之法，先灸项大椎"，又是治疗结胸症的主穴，对本证的治疗有重要作用，《伤寒论》"太阳与少阳并病……时如结胸，心下痞鞕者，当刺大椎第一间"。

3. 肝郁气滞

（1）主症：心下痛，胃脘痛，痛及胸胁，呈胀痛性质，心烦急躁，口苦咽干。舌质黯，脉弦。

（2）治则：疏肝解郁，理气止痛。

（3）处方：膻中、鸠尾、上脘、中脘、期门、内关、太冲。

（4）操作法：膻中、鸠尾、中脘的针刺法同前；上脘直刺 7.5～10 mm（0.3～0.5 寸），平补平泻手法；期门平刺，平补平泻手法；内关、太冲直刺平补平泻手法。

（5）方义：膻中、鸠尾方解同前，中脘和胃降逆，主治心胃痛，配期门治疗痛及胸胁，《针灸甲乙经》"心下大坚，肓俞、期门及中脘主之"；配上脘加强治疗心胃痛的效果，《玉龙歌》"九种心痛及脾痛，上脘穴内用神针，若还脾败中脘补，两针神效免灾侵……"。内关、太冲均属于厥阴经，上下配合，调气理气，是疏肝解郁、理气止痛的重要组合。

第十二章

脊柱躯干部病证的推拿治疗

第一节　落枕

落枕又名"失枕"，是以晨起时出现颈部酸胀、疼痛、活动不利为主症的颈部软组织损伤疾病。本病多见于青壮年，男多于女，冬春季发病率较高。轻者4～5天可自愈，重者疼痛剧烈，并向头部及上肢部放射，迁延数周不愈。

一、病因病理

本病多由睡眠时枕头过高、过低或过硬，以及躺卧姿势不良等因素，使头枕部长时间处于偏歪姿势，导致颈部一侧肌群受到过度伸展牵拉，在过度紧张状态下而发生静力性损伤，临床上以一侧胸锁乳突肌、斜方肌及肩胛提肌痉挛多见。

中医认为，本病多因素体亏虚，气血不足，循行不畅，筋肉舒缩活动失调，或夜寐肩部外露，颈肩受风寒侵袭，致使气血凝滞，肌筋不舒，经络痹阻，僵凝疼痛而发病。《伤科汇纂·旋台骨》有"因挫闪及失枕而项强痛者"的记载，因此，颈部突然扭转闪挫损伤，或肩扛重物致局部筋肌扭伤、痉挛也是导致本病的原因之一。

二、诊断

1. 症状

（1）晨起后即感一侧颈部疼痛，颈项僵滞，头常歪向患侧，不能自由旋转，转头视物时往往连同身体转动。

（2）疼痛可向肩部、项背部放射。

（3）颈部活动受限，常受限于某个方位上，主动、被动活动均受牵掣，动则症状加重。

2. 体征

（1）颈部肌肉疼痛痉挛，触之呈条索状。

（2）压痛。在胸锁乳突肌处有肌张力增高感和压痛者，为胸锁乳突肌痉挛；在锁骨外1/3处（肩井穴）或肩胛骨内侧缘有肌紧张感和压痛者，为斜方肌痉挛；在上三个颈椎棘突旁和同侧肩胛骨内上角处有肌紧张感和压痛者，为肩胛提肌痉挛。

（3）活动障碍。轻者向某一方位转动障碍，严重时各方位活动均受限制。

3. 辅助检查

X线片检查：一般颈椎骨质无明显变化。少数患者可有椎体前缘增生，颈椎生理弧度改变、序列不整、侧弯等。

三、治疗

（一）治疗原则

舒筋活血，温经通络，解痉止痛。

（二）手法

一指禅推法、㨰法、按法、揉法、拿法、拔伸法、擦法等。

（三）取穴与部位

风池、风府、肩井、天宗、肩外俞等穴及受累部位。

（四）操作

1. 舒筋活血

患者取坐位，术者立于其身后，用一指禅推法、按揉法沿督脉颈段、两侧颈夹脊穴上下往返操作 3 ~ 5 遍。自两侧肩胛带、颈根部、颈夹脊线用㨰法操作，时间 3 ~ 5 分钟。

2. 疏通经络

用拇指或中指点按风池、风府、天宗、肩井、肩外俞等穴，每穴按压半分钟；用拿法提拿颈椎两侧软组织，以患侧为重点部位，并弹拨紧张的肌肉，使之逐渐放松。

3. 解痉止痛

根据压痛点及肌痉挛部位，分别在痉挛肌肉的起止点及肌腹部用按揉法、抹法、弹拨法操作，时间 2 ~ 3 分钟。

4. 拔伸摇颈

嘱患者自然放松颈项部肌肉，术者左手持续托起下颌，右手扶持后枕部，维持在颈略前屈、下颌内收姿势，双手同时用力向上牵拉拔伸片刻，再缓慢左右摇颈 10 ~ 15 次，以活动颈椎小关节。

5. 整复错缝

对颈椎后关节有侧偏、压痛者，在颈部微前屈的状态下，以一手拇指按于压痛点处，另一手托住其下颌部，做向患侧的旋转扳法，以整复后关节错缝。手法要稳而快，切忌暴力蛮劲，以防发生意外。在患部沿肌纤维方向做擦法、摩肩、拍打、叩击肩背部数次，结束治疗。

四、注意事项

（1）推拿治疗本病过程中，手法宜轻柔，切忌施用强刺激手法，防止发生意外。

（2）对症状持续 1 周以上不缓解，短期内有两次以上发作者，必须做 X 线检查，以明确诊断。

（3）注意颈项部的保暖，科学用枕，参照颈椎间盘突出症。

五、功能锻炼

（1）患者应有意识放松颈部肌肉，疼痛缓解后，应积极进行颈部功能锻炼，可做颈部前屈后仰、左右侧弯、左右旋转等活动，各做 3 ~ 5 次，每天 1 ~ 2 次。

（2）坚持做颈部保健操，参照颈椎病。

六、疗效评定

1. 治愈

颈项部疼痛、酸胀消失，压痛点消失，颈部功能活动恢复正常。

2. 好转

颈项部疼痛减轻，颈部活动改善。

3. 未愈

症状无改善。

第二节 颈椎病

颈椎病是发生在颈段脊柱的慢性退行性疾病，是由于颈椎骨质增生、椎间盘退行性改变以及颈部损伤等原因引起脊柱内、外平衡失调，刺激或压迫颈神经根、椎动脉、脊髓或交感神经而引起的一组综合征，又称颈椎综合征。多见于中老年人群，男性多于女性，近年来有明显低龄化趋势。本病临床表现为头、颈、肩臂麻木疼痛，肢体酸软无力，病变累及椎动脉、交感神经、脊髓时则可出现头晕、心慌、大小便失禁、瘫痪等症状。

一、病因病理

颈椎间盘退变是本病的内因，各种急慢性颈部损伤是导致本病的外因。

（一）内因

在一般情况下颈椎椎间盘从 30 岁以后开始退变，退变从软骨板开始并逐渐骨化，通透性随之降低，髓核中的水分逐渐减少，最终形成纤维化，缩小变硬成为一个纤维软骨性实体，进而导致椎间盘厚度变薄，椎间隙变窄。由于椎间隙变窄，使前、后纵韧带松弛，椎体失稳及继发性炎症，后关节囊松弛，关节腔变窄，关节面长时间磨损而导致增生。椎体后关节、钩椎关节等部位的骨质增生以及椎间孔变窄或椎管前后径变窄是造成脊髓、颈神经根、椎动脉及交感神经受压的主要病理基础。

（二）外因

由于跌仆闪挫或长期从事低头伏案工作，平时姿势不良、枕头和睡姿不当，均可使颈椎间盘、后关节、钩椎关节、椎体周围各韧带及其附近软组织不同程度的损伤，从而破坏了颈椎的稳定性，促使颈椎发生代偿性骨质增生。若增生物刺激或压迫邻近的神经、血管和软组织则引起各种相应的临床症状和体征。

此外，颈项部受寒，肌肉痉挛致使局部组织缺血缺氧，也可引起临床症状。

中医学关于颈椎病的论述多记载于"痹证""痿证""头痛""眩晕""项强""项筋急"和"项肩痛"等病证中。中医认为颈椎病与人的年龄及气血盛衰、筋骨强弱有关。年过四十肾气始衰，年过五十肝气始衰，年过六十筋肌懈惰，骨骸稀疏。年老体弱，肝肾、气血亏虚，筋肌骸节失却滋养；或被风寒湿邪所侵，气血凝滞痹阻；或反复积劳损伤，瘀聚凝结于脊窍，发为本病。

二、诊断

（一）颈型颈椎病

颈型颈椎病由于颈椎过度运动、外伤或长期不良姿势，而造成椎旁软组织劳损、颈椎活动节段轻度错缝，颈椎的稳定性下降，从而导致椎间盘代偿性退变。这种退变尚处于退变的早期阶段，表现为椎间盘纤维环结构的部分破坏、椎间盘组织的轻度膨出及椎骨骨质的轻度增生，这些膨出及增生的结构尚未构成对神经、血管组织的实质性压迫，但可刺激分布于其间的椎窦神经感觉纤维。后者则向中枢发出传入冲动，经脊髓节段反射及近节段反射的途径，导致颈项部和肩胛骨间区肌肉处于持续紧张的状态，出现该区域的刺激症状。

1. 症状

（1）表现为患者颈部前屈、旋转幅度明显减小，颈夹肌、半棘肌、斜方肌等出现肌紧张性疼痛。

（2）颈部有僵硬感，易于疲劳。

（3）肩胛肩区有酸痛感和沉重感，劳累后症状加重，休息后症状减轻，经常出现"落枕"样现象。

2. 体征

同"落枕"。

3. 辅助检查

同"落枕"。

（二）神经根型颈椎病

神经根型颈椎病由于颈椎钩椎关节、关节突骨质增生、颈椎椎骨之间结构异常及软组织损伤、肿胀等原因，造成对神经根的机械压迫和化学刺激而引起典型的神经根症状。

1. 症状

（1）颈项部或肩背呈阵发性或持续性的隐痛或剧痛；受刺激或压迫的颈脊神经其循行路经有烧灼样或刀割样疼痛，伴针刺样或过电样麻感；当颈部活动、腹压增高时，上述症状会加重。

（2）颈部活动有不同程度受限或发硬、发僵，或颈呈痛性斜颈畸形。

（3）一侧或两侧上肢有放射性痛、麻，伴有发沉、肢冷、无力、握力减弱或持物坠落。

2. 体征

（1）颈椎生理前凸减少或消失，甚至反弓，脊柱侧凸。上肢及手指感觉减退，严重时可有肌肉萎缩。

（2）颈部有局限性条索状或结节状反应物，在病变颈椎节段间隙、棘突、棘突旁及其神经分布区可出现压痛。手指放射性痛、麻常与病变节段相吻合。

（3）患侧肌力减弱，病久可出现肌肉萎缩。

（4）臂丛神经牵拉试验、压头试验、椎间孔挤压试验，均可出现阳性。

（5）腱反射可减弱或消失。

3. 辅助检查

（1）X线片检查：可显示颈椎生理前凸变直或消失，脊柱、棘突侧弯，椎间隙变窄，椎体前、后缘骨质增生，钩椎关节变锐及椎间孔狭窄等改变。

（2）CT检查：可清楚地显示颈椎椎管和神经根管狭窄、椎间盘突出及脊神经受压情况。

（3）MRI检查：可以从颈椎的矢状面、横断面及冠状面对椎管内结构的改变进行观察，对脊髓、椎间盘组织显示清晰。

（三）脊髓型颈椎病

脊髓型颈椎病是由于突出的颈椎间盘组织、增生的椎体后缘骨赘、向后滑脱的椎体、增厚的黄韧带和椎管内肿胀的软组织等，对脊髓造成压迫；或由于血管因素的参与，导致脊髓缺血、变性等改变，引起颈部以下身体感觉、运动和大小便功能等异常。本病与颈椎间盘突出症有相似之处。

1. 症状

（1）表现为上肢症状往往不明显，有时仅表现为沉重无力；下肢症状明显，可出现双下肢僵硬无力、酸胀、烧灼感、麻木感和运动障碍，呈进行性加重的趋势。

（2）步态笨拙，走路不稳或有踩棉花感。手部肌肉无力、发抖、活动不灵活、持物不稳、容易坠落。

（3）甚至四肢瘫痪，排尿、排便障碍，卧床不起。

（4）患者常有头痛、头昏、半边脸发热、面部出汗异常等。

2. 体征

（1）颈部活动受限不明显，病变相应节段压痛存在。

（2）上肢动作欠灵活，肌力减弱。

（3）下肢肌张力增高。低头1分钟后症状加重。

（4）肱二、三头肌肌腱及膝腱反射减弱；跟腱反射亢进。

（5）髌阵挛和踝阵挛。

（6）腹壁反射和提睾反射减弱。

（7）霍夫曼征、巴宾斯基征均可出现阳性。

3. 辅助检查

（1）X线片检查：可见病变椎间隙狭窄、椎体骨质增生、节段不稳定等退行性改变。有时可见椎管狭窄、椎间孔缩小。

（2）脊髓造影：脊髓造影可发现硬膜囊前后压迫情况，如压迫严重可呈现不完全－性或完全性梗阻。

（3）CT检查：可确切地了解颈椎椎管的大小、椎间盘突出程度、有无椎体后骨刺等情况。

（4）MRI检查：可明确有无颈椎间盘变性、突出或脱出及其对脊髓的压迫程度，了解脊髓有无萎缩变性等。

（四）椎动脉型颈椎病

椎动脉型颈椎病是由于椎间盘退变及上位颈椎错位，横突孔骨性非连续管道扭转而引起椎动脉扭曲，或因椎体后外缘、钩椎关节的骨质增生而导致椎动脉受压，造成一侧或双侧的椎动脉供血不足，或因椎动脉交感神经丛受刺激而导致基底动脉痉挛等。近年来对椎动脉形态学的研究表明，该病存在椎动脉入横突孔位置变异（图12-1）、先天性纤细、痉挛（图12-2）、钩椎关节增生压迫（图12-3）、横突孔内纤维束带牵拉扭曲（图12-4）及骨质增生压迫椎动脉等病理改变。

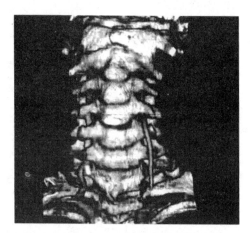

图 12-1 入横突孔位置变异

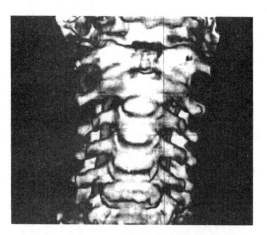

图 12-2 先天性纤细痉挛

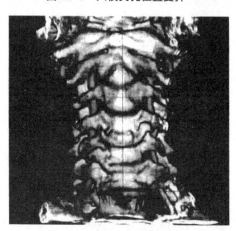

图 12-3 骨质增生压迫椎动脉

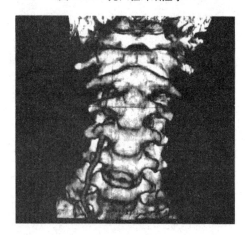

图 12-4 纤维束带牵拉扭曲

因此，可以认为，椎动脉形态学改变使椎动脉血流动力学异常，椎动脉供血不足，小脑缺血、缺氧是导致眩晕的主要原因。

《灵枢》有"髓海不足，则脑转耳鸣""上气不足，脑为之不满，耳为之苦鸣，头为之苦倾，目为之眩"及"上虚则眩"等记载。

1. 症状

（1）持续性眩晕、恶心、耳鸣、重听、记忆力减退、后枕部麻木、偏头痛等。

（2）可伴有视物模糊、视力减退、精神萎靡、失眠、嗜睡等。

（3）头部过伸或旋转时，可出现位置性眩晕、恶心、呕吐等急性发作症状。

（4）可出现猝然摔倒、持物坠落，但摔倒时神志多清醒。

（5）部分患者可同时伴有颈肩臂痛等神经根型颈椎病的表现，以及交感神经刺激症状。

2. 体征

（1）病变节段横突部压痛。

（2）当出现颈源性眩晕等椎动脉供血不足的症状时，可发作性猝倒。

（3）旋颈试验阳性。

3. 辅助检查

（1）X 线片检查：颈椎正位及斜位片，可见颈椎生理弧度减小或消失，可出现侧凸畸形。可见钩椎关节侧方或后关节部骨质增生、椎间孔变小等。

（2）椎动脉造影：可见椎动脉因钩椎关节骨赘压迫而扭曲或狭窄，可作为确切诊断。

（3）TCD 检查：为目前临床常用的检查项目，可发现椎动脉血流速减慢或增快，可供临床参考。

（4）3D-CTA 检查：可清晰观察椎动脉及椎-基底动脉全貌，分析椎动脉与椎体、椎间孔及周围软组织的关系，可明确诊断。

（五）交感神经型颈椎病

1. 症状

（1）有慢性头痛史，以眼眶周围、眉棱骨等部位明显，疼痛常呈持续性。

（2）可出现头晕、眼花、耳鸣、恶心或呕吐。

（3）可有心动过速或减慢、心前区闷痛、心悸、气促等症状。

2. 体征

（1）两侧颈椎横突前压痛点明显。

（2）部分患者出现霍纳征。

（3）有"类冠心病样综合征"征象。

3. 辅助检查

（1）X 线片检查：颈椎生理弧度有不同程度的改变，椎体和钩椎关节骨质增生，横突肥厚等。

（2）心电图检查：无异常或有轻度异常。

（六）混合型颈椎病

兼具上述两种类型或两种以上类型的诊断要点。

三、鉴别诊断

临床上根据患者的病史、症状和体征，并通过相应检查可明确诊断，并注意同下列疾病相鉴别。

（一）神经根型颈椎病

（1）风湿性或慢性劳损性颈肩痛有颈肩、上肢以外多发部位的疼痛史，无放射性疼痛，无反射改变，麻木区不按脊神经根节段分布，该病与天气变化有明显关系，服用抗风湿类药症状可好转。

（2）落枕颈项强痛，活动功能受限，无手指发麻症状，起病突然，以往无颈肩症状。

（3）前斜角肌综合征颈项部疼痛，患肢有放射痛和麻木触电感，以手指胀、麻、凉、皮肤发白或紫绀为特征。手下垂时症状加重，上举后症状可缓解。前斜角肌痉挛发硬，艾迪森试验阳性。

（二）脊髓型颈椎病

1. 颈脊髓肿瘤

脊髓压迫症状呈进行性加重，先有一侧颈、肩、臂手指疼痛或麻木，逐渐发展到对侧下肢，然后累及对侧上肢。X 线平片显示椎间孔增大，椎体或椎弓破坏。CT、MRI、脊髓造影可确诊。

2. 脊髓粘连性蛛网膜炎

可有感觉神经和运动神经受累症状，亦可有脊髓的传导损害症状。腰椎穿刺时，脑脊液呈不全或完全梗阻现象。脊髓造影时，造影剂通过蛛网膜下腔困难，并分散为点滴延续的条索状。

3. 脊髓空洞症

脊髓空洞症好发于 20～30 岁的青年人，以痛温觉与触觉分离为特征，尤以温度觉的减退或消失较为明显。脊髓造影通畅，MRI 检查可见颈膨大，有空洞形成。

此外，还需与颈椎骨折脱位、颈椎结核相鉴别。

（三）椎动脉型颈椎病

1. 梅尼埃病

平素有类似发作症状，常因劳累、睡眠不足、情绪波动而发作。其症状表现为头痛、眩晕、呕吐、恶心、耳鸣、耳聋、眼球震颤等。

2. 位置性低血压

发作于患者突然改变体位时，尤其从卧位、蹲位改为立位时，突然头晕，而颈部活动无任何异常表现。

3. 内听动脉栓塞

突发耳鸣、耳聋及眩晕，症状严重且持续不减。

（四）交感神经型颈椎病

1. 心绞痛

有冠心病史，发作时心前区剧烈疼痛，伴胸闷心悸、出冷汗，心电图有异常表现。含服硝酸甘油片能缓解。

2. 自主神经紊乱症

自主神经紊乱症多见于青壮年，表现为头痛、头晕、睡眠障碍、自制能力差等。X线片显示颈椎无明显异常改变，神经根、脊髓无受累征象。服用调节自主神经类药物有效。对此类患者需长期观察，以防误诊。

四、治疗

（一）治疗原则

消除肌痉挛，纠正椎骨错缝，恢复颈椎内外力平衡。颈型以纠正颈椎紊乱，缓解肌紧张为主；神经根型以活血化瘀，疏经通络为主；脊髓型以疏经理气，温通督脉为主；椎动脉型以行气活血，益髓止晕为主；交感神经型以益气活血，平衡阴阳为主。

（二）手法

㨰法、一指禅推法、按法、拿法、拔伸法、扳法、旋转法、按揉法、擦法等。

（三）取穴与部位

1. 五线

（1）督脉线自风府穴至大椎穴连线。

（2）颈夹脊线自天柱穴至颈根穴（大椎穴旁开1寸）连线，左右各一线。

（3）颈旁线自风池穴至颈臂穴（缺盆穴内1寸）连线，左右各一线。

2. 五区

（1）肩胛区：冈上肌区域，左右各一区。

（2）肩胛背区：冈下肌区域，左右各一区。

（3）肩胛间区：两肩胛骨内侧缘区域。

3. 十三穴

风府穴、风池穴（双）、颈根穴（双）、颈臂穴（双）、肩井穴（双）、肩外俞穴（双）、天宗穴（双）。

（四）操作

1. 基本操作

（1）督脉线：用一指禅推法、按揉法、擦法，累计2～3分钟。

（2）颈夹脊线：用一指禅推法、按揉法、拿法、擦法，累计3～5分钟。

（3）颈旁线：用一指禅推法、按揉法、擦法、抹法，累计2～3分钟。

（4）肩胛区：由肩峰端向颈根部施㨰法、拿法、擦法，累计3～5分钟。

（5）肩胛背区：用㨰法、按揉法，累计1～2分钟。

（6）肩胛间区：用一指禅推法、按揉法、拨揉法，累计2～3分钟。

2. 辨证推拿

（1）颈型颈椎病：①有椎间关节紊乱者，用颈椎定位扳法、旋转扳法等，纠正颈椎生理弧度、侧弯和关节紊乱。②根据症状累及部位，选择相应的五区、十三穴，用一指禅推法、按揉法、拨揉法，累计3～5分钟。③有偏头痛者，同侧风池穴按揉，手法作用力向上，时间2～3分钟。④有眩晕者，用一指禅推风池穴（双），用拇指的尺侧偏峰沿寰枕关节向风府方向推，左手推右侧，右手推左侧。每穴 2 ~ 3 分钟。

（2）神经根型颈椎病：①有椎间关节紊乱者，用颈椎定位扳法、旋转扳法等，纠正颈椎生理弧度、侧弯和关节紊乱。②相应神经根节段治疗。放射至拇指根麻木者，取同侧 C_5 ~ C_6 椎间隙，用一指禅推法、按揉法治疗，累计时间 3 ~ 5 分钟；放射至拇、示、中指及环指桡侧半指麻木者，取同侧 $C_{6 ~ 7}$ 椎间隙，用一指禅推法、按揉法治疗，累计时间 3 ~ 5 分钟；放射至小指及环指尺侧半指者，取同侧 C_7 ~ T_1 椎间隙，用一指禅推法、按揉法治疗，累计时间 3 ~ 5 分钟。③根据症状累及部位，选择相应的五区、十三穴，用一指禅推法、按揉法、拨揉法，累计 3 ~ 5 分钟。

（3）脊髓型颈椎病：①根据症状所累及部位，选用相应的五区、十三穴，用一指禅推法、按揉法、拨揉法，累计 3 ~ 5 分钟。②根据所累及的肢体，选用相应穴位操作，以缓解肢体相应症状。时间 3 ~ 5 分钟。

（4）椎动脉型颈椎病：①一指禅推风池穴（双），用拇指的尺侧偏峰沿寰枕关节向风府方向推，左手推右侧，右手推左侧。每穴 3 ~ 5 分钟。②取颈臂穴（双），用一指禅推法、按揉法，每穴 1 ~ 2 分钟。③有椎间关节紊乱者，用颈椎定位扳法、旋转扳法等，纠正颈椎生理弧度、侧弯和关节紊乱。④用鱼际揉前额，拇指按揉印堂、睛明穴、太阳穴，分抹鱼腰穴；用沿足少阳胆经头颞部循线行扫散法治疗。时间约 5 分钟。

（5）交感神经型颈椎病：①有椎间关节紊乱者，用颈椎定位扳法、旋转扳法等，纠正颈椎生理弧度、侧弯和关节紊乱。②颞部、前额部、眼眶等部位，用抹法、一指禅推法、按揉法、扫散法等治疗，累计时间 3 ~ 5 分钟。③视物模糊、眼涩、头晕者，一指禅推风池穴（双），用拇指的尺侧偏峰沿寰枕关节向风府方向推，左手推右侧，右手推左侧。每穴 3 ~ 5 分钟。④头痛、偏头痛、头胀、枕部痛者，取同侧风池穴按揉，手法作用力向上，时间约 3 分钟。⑤耳鸣、耳塞者，取风池穴（同侧），用一指禅推法、按揉法向外上方向操作，累计时间 2 ~ 3 分钟。⑥心前区疼痛，心动过速或过缓者，取颈臂穴（双），用一指禅推法、按揉法操作，累计时间 3 ~ 5 分钟。

（6）混合型颈椎病：按证型症状的轻重缓急，综合对症处理。

五、注意事项

（1）对颈椎病的推拿治疗，尤其在做被动运动时，动作应缓慢，切忌暴力、蛮力和动作过大，以免发生意外。

（2）低头位工作不宜太久，避免不正常的工作体位。

（3）避免头顶、手持重物。

（4）睡眠时枕头要适宜。对颈椎生理弧度变直、消失的，枕头宜垫在颈项部；弧度过大的，宜垫在头后部；侧卧时枕头宜与肩膀等高，使颈椎保持水平位。

（5）治疗后可选用合适的颈围固定颈部，并要注意保暖。

（6）本病可以配合颈椎牵引治疗。重量 3 ~ 5 kg，每次 20 ~ 30 分钟。

（7）对脊髓型颈椎病，禁用斜扳法。推拿治疗效果不佳，或有进行性加重趋势，应考虑综合治疗。

六、功能锻炼

（一）颈肌对抗锻炼

（1）双手交握，置于额前（枕后），颈部向前（后）用力与之对抗，每次持续 10 ~ 20 秒，每组 8 ~ 10 次，每天 1 ~ 3 组。

（2）将手掌置于头同侧，颈部用力与之对抗，每次持续 10 ~ 20 秒，每组 8 ~ 10 次，每天 1 ~ 3 组。

（3）左右侧分别进行。

（二）颈部关节活动度锻炼

头向前缓慢、用力屈至极限，停顿 3 秒钟后缓慢、用力抬起，向后伸至极限，停顿 3 秒钟后缓慢回到中立位，每组 8 ~ 10 次，每天 2 ~ 3 组；头向左缓慢、用力屈至极限，停顿 3 秒钟后缓慢、用力向右屈至极限，停顿3秒钟后缓慢回到中立位，每组8～10次，每天2～3组。

（三）颈保健操

（1）捏九下：用手掌心放在颈后部，用示、中、环及小指与掌根相对用力，提捏颈部肌肉。左手捏九下，右手捏九下。

（2）摩九下：用手掌放在颈后部，用手指、手掌连同掌根，沿颈项做横向地来回往返摩擦。左手摩九下，右手摩九下。至颈项发热舒适。

（3）扳九下：用示、中、环及小指放在颈后部，做头缓缓向后仰，同时手指向前扳拉。左手扳九下，右手扳九下。使颈后部有被牵拉感。

七、疗效评定

1. 治愈

原有各型症状消失，肌力正常，颈、肢体功能恢复正常，能参加正常劳动和工作。

2. 好转

原有各型症状减轻，颈、肩背疼痛减轻，颈、肢体功能改善。

3. 未愈

症状无改善。

第三节 颈椎间盘突出症

颈椎间盘突出症是指颈椎间盘退行性改变，使纤维环部分或完全破裂，或因外力作用于颈部，使椎间盘纤维环急性破裂，髓核向外膨出或突出，压迫神经根，或刺激脊髓，而出现颈神经支配相应区域的症状和体征的病证。流行病学显示，近年来，由于人们生活方式改变，工作节奏加快，伏案低头工作时间延长，使得颈椎间盘突出症的发病率明显上升，成为颈椎发病的主要病证之一。因此，有必要对该病进行专门论述。

一、病因病理

颈椎间盘突出症多由脊柱急性损伤、慢性积累性劳损，颈椎生理弧度改变或侧弯等因素，在颈椎间盘退变的基础上发生，其病理与腰椎间盘突出基本一致。由于颈部长期负重，椎间盘长时间持续地受挤压，髓核脱水造成椎间盘的变性。纤维环发生变性后，其纤维首先肿胀变粗，继而发生玻璃样变性，弹性降低，纤维环部分、不完全或完全破裂。由于变性纤维环的弹性减退，承受盘内张力的能力下降，当受到头颅的重力作用，椎间盘受力不均匀，或椎周肌肉的牵拉，或突然遭受外力作用时，造成椎间盘纤维环向外膨出，严重时，髓核也可经纤维环裂隙向外突出或脱出，压迫神经根或脊髓，出现相应支配区域的疼痛、麻木症状。由于下段颈椎受力大，活动频繁，因此 $C_6 \sim C_7$ 椎间盘和 C_6 椎间盘最易发病。老年人肝肾亏损，筋失约束；或风寒侵袭，筋脉拘挛，失去了内在的平衡，均可诱发颈椎间盘突出。

影像学上的椎间盘突出症并不一定都会出现症状，只有当突出物压迫或刺激神经根时才会出现症状。临床症状的轻重，则与颈椎间盘突出位置和神经受压的程度有关。根据椎间盘突出的程度，可分为膨出、突出、脱出三种类型。

1. 膨出型

椎间盘髓核变性，向后方或侧后方沿纤维环部分破裂的薄弱部膨出，纤维环已超出椎体后缘，但髓核则未超出，硬脊膜囊未受压。

2. 突出型

椎间隙前宽后窄，椎间盘纤维环和髓核向后方或侧后方沿纤维环不完全破裂部突出，超过椎体后缘，但纤维环包膜尚完整，硬脊膜囊受压。

3. 脱出型

椎间隙明显变窄，纤维环包膜完全破裂，髓核向后方或侧后方沿完全破裂的纤维环向椎管内脱出，或呈葫芦状悬挂于椎管内，脊髓明显受压。

常见突出位置有以下三种：①外侧型突出。突出部位在后纵韧带的外侧，钩椎关节内侧。该处有颈神经根通过，突出的椎间盘压迫或刺激脊神经根而产生症状。②旁中央型突出。突出部位偏于一侧，介于脊神经和脊髓之间。突出的椎间盘可以压迫或刺激脊神经根和脊髓而产生单侧脊髓和神经根受压症状。③中央型突出。突出部位在椎管中央，脊髓的正前方。突出的椎间盘压迫脊髓腹面的两侧而产生脊髓双侧压迫症状。

椎间盘突出症临床症状往往表现为三种情况：一是疼痛明显，而无麻木；二是麻木明显，而无疼痛；三是疼痛与麻木并存。一般认为，疼痛是由于突出或膨出的椎间盘炎症、水肿明显，刺激硬脊膜或神经根所致；麻木是由于突出或脱出的椎间盘压迫脊神经所致；疼痛与麻木并存则有真性压迫和假性压迫之分，假性压迫由于突出物炎症水肿相当明显，既刺激又压迫脊神经，当炎症、水肿消退后，麻木也随之消失；真性压迫的，当炎症、水肿消退后，压迫依然存在，麻木也难以消失。

本病属中医"节伤"范畴。颈为脊之上枢，督脉之要道，藏髓之骨节，上通髓海，下连腰脊，融汇诸脉。颈脊闪挫、劳损，致使脊窍错移，气血瘀滞，筋肌挛急而痛。窍骸受损，突出于窍，碍于脊髓，诸脉络受阻，经气不通，则筋肌失荣，痿弛麻木，发为本病。

二、诊断

（一）症状

（1）多见于 30 岁以上青壮年。

（2）男性发病多于女性。

（3）本病多发生于 $C_6 \sim C_7$ 椎间盘和 $C_5 \sim C_6$ 椎间盘。

（4）有外伤者，起病较急；无明显外伤者，起病缓慢。

（5）患者常有颈部疼痛，上肢有放射性疼痛和麻木，卧床休息症状可有缓解，活动后症状加重。由于椎间盘突出部位相压迫组织的不同，临床表现也不一致。

（二）体征

1. 外侧型突出

（1）主要症状为颈项部及受累神经根的上肢支配区域疼痛与麻木。咳嗽、打喷嚏时疼痛加重。

（2）疼痛仅放射到一侧肩部和上肢，很少发生于两侧上肢。

（3）颈僵硬，颈后肌痉挛，活动受限，当颈部后伸，再将下颌转向健侧时可加重上肢放射性疼痛，做颈前屈或中立位牵引时疼痛可缓解。

（4）由于颈椎间盘突出的间隙不同，检查时可发现不同受累神经节段支配区域的运动、感觉及反射的改变。

（5）颈椎拔伸试验阳性。部分病变节段成角严重的患者可反应为上肢放射性神经痛加重，称反阳性。

（6）椎间孔挤压试验阳性。

（7）病程日久者，可出现相关肌肉肌力减退和肌肉萎缩等。

颈椎不同间隙椎间盘突出神经根受压的症状与体征见表 12-1。

表 12-1　颈椎间盘突出神经根受压的临床定位

颈椎间隙	$C_4 \sim C_5$	$C_5 \sim C_6$	$C_6 \sim C_7$	$C_7 \sim T_1$
受压神经	C_5 神经	C_6 神经	C_7 神经	C_8 神经
疼痛区域	颈根、肩部和上臂	颈根、肩部和上臂	肩胛内侧中部和胸大肌区	肩胛内缘下部、上臂和前臂内侧至手内侧
感觉异常	肩外侧	肩外侧	手背示指和中指	前臂内侧至环指、小指
肌肉萎缩和肌力减退	三角肌，或肱二头肌	三角肌，或肱二头肌	肱三头肌	大小鱼际肌，手握力减退
腱反射减退	肱二头肌腱	肱二头肌腱	肱三头肌腱	腱反射正常

2. 旁中央型突出

患者除有椎间盘外侧型突出的症状、体征外，还有一侧脊髓受压的症状和体征，可出现同侧下肢软弱无力，肌肉张力增加。严重时可出现腱反射亢进，巴宾斯基征、霍夫曼征阳性。

3. 中央型突出

中央型突出主要表现为脊髓受压，最常见的症状为皮质脊髓束受累，由于病变程度不一，可出现下肢无力，平衡明显障碍，肌张力增高，腱反射亢进；踝阵挛、髌阵挛及病理反射。重症者可出现两下肢不完全性或完全性瘫痪，大小便功能障碍，胸乳头以下感觉障碍。

（三）辅助检查

1. X 线片检查

正位片显示颈椎侧弯畸形，侧位片上可显示颈椎生理弧度改变、椎间隙变窄及增生性改变。斜位片上可显示椎间孔的大小及关节突情况。颈椎 X 线片不能显示是否有椎间盘突出，但可排除颈椎结核、肿瘤、先天性畸形。

2. CT 及 MRI 检查

CT 检查可显示颈椎椎管的大小及突出物与受累神经根的关系。MRI 检查可显示突出的椎间盘对脊髓压迫的程度，了解脊髓有无萎缩变性等。

3. 肌电图和神经诱发电位检查

肌电图和神经诱发电位检查可确定受累神经根以及损害程度，客观评价受损程度和评定治疗效果。

三、治疗

（一）治疗原则

舒筋通络，活血祛瘀，解痉止痛，扩大椎间隙，减轻或解除神经根和脊髓受压症状。

（二）手法

滚法、按法、揉法、拿法、拔伸法、旋转复位法等。

（三）取穴与部位

风池、风府、肩井、秉风、天宗、曲池、手三里、小海、合谷等穴及颈根、颈臂等经验穴，突出节段相应椎旁、颈肩背及患侧上肢部。

（四）操作

1. 舒筋通络

患者取坐位，术者立于其身后，用一指禅推法、按揉法沿督脉颈段、两侧颈夹脊穴上下往返操作 3 ～ 5 遍。自两侧肩胛带、颈根部、颈夹脊线用滚法操作，时间约 5 分钟。

2. 解痉止痛

在上述操作的同时，在风池、风府、肩井、秉风、天宗穴及颈根、颈臂穴做一指禅推法或按揉法操作，时间约 5 分钟。

3. 活血祛瘀

根据神经根受累的相应节段定位，在椎间盘突出间隙同侧，用一指禅推法、按揉法重点治疗，并对上肢相应穴位用按法、揉法操作，时间约 5 分钟。

4. 扩大椎间隙

采用颈椎拔伸法操作，可配合颈椎摇法。时间 2 ～ 3 分钟。

5. 颈椎整复

采用颈椎旋转复位法，减轻或解除神经根和脊髓受压症状。患者取坐位，术者立于其身后，以一手屈曲之肘部托住患者下颌，手指托住枕部，另一手拇指顶推偏凸之颈椎棘突；令患者逐渐屈颈，至拇指感觉偏凸棘突有动感时，即维持该屈颈姿势；然后术者将患者头部向上牵拉片刻，以消除颈肌反射性收缩，在逐渐将颈部向棘突偏凸侧旋转至弹性限制位，在拇指用力顶推患椎棘突下做一瞬间有控制的扳动，使颈椎复位。旋转幅度控制在 3°～ 5°。此法只用于患侧。对患者因心理紧张或老年人，可采用在仰卧位牵引拔伸状态下进行旋转整复。

6. 理筋放松

重复舒筋通络手法操作，并拿肩擦颈项，搓、抖上肢，结束治疗。

四、注意事项

（1）科学用枕，对颈椎生理弧度变直、消失的，枕头宜垫在颈部；弧度过大的，宜垫在枕后部；侧卧时枕头宜与肩膀等高，使颈椎保持水平位。

（2）避免长时间连续低头位工作或看书，提倡做工间颈椎活动。

（3）注意颈部保暖，适当休息，避免劳累。

（4）乘机动车应戴颈托保护，以防紧急制动时引起颈椎挥鞭性损伤，甚至高位截瘫。

五、功能锻炼

（1）采用"与项争力"的功法以提高颈伸肌肌力和颈椎平衡代偿能力。

（2）坚持做颈保健操，同颈椎病。

扫码领取
· 中医理论
· 养生方法
· 健康自测
· 书单推荐

参考文献

［1］王占伟. 承门中医推拿宝典［M］. 沈阳：辽宁科学技术出版社，2017.

［2］王诗忠. 推拿学［M］. 北京：科学出版社，2016.

［3］韦保新. 伤科推拿学［M］. 北京：中国中医药出版社，2016.

［4］毛振玉. 深层针灸四十年针灸临证实录［M］. 北京：中国科学技术出版社，2017.

［5］朱世鹏. 朱新太针灸经验集朱氏针法传承［M］. 北京：中国中医药出版社，2017.

［6］刘明军，孙武权. 推拿学（第2版）［M］. 北京：人民卫生出版社，2016.

［7］严振国. 腧穴解剖学［M］. 北京：中国中医药出版社，2016.

［8］李守先. 针灸易学校注［M］. 郑州：河南科学技术出版社，2017.

［9］余曙光，郭义. 实验针灸学［M］. 上海：上海科学技术出版社，2014.

［10］范炳华. 推拿优势病种诊疗技术（第2版）［M］. 北京：中国中医药出版社，2017.

［11］罗永江，郑继方，辛蕊华. 比较针灸学（第2版）［M］. 北京：中国农业出版社，2017.

［12］宋传荣，何正显. 中医学基础概要（第2版）［M］. 北京：人民卫生出版社，2013.

［13］陆焱垚，裴建，施征. 海派中医陆氏针灸［M］. 上海：上海科学技术出版社，2017.

［14］陈以国，成泽东，吴凤霞. 针灸腧穴速查全真图解［M］. 沈阳：辽宁科学技术出版社，2013.

［15］周云鹏. 针灸精要［M］. 上海：上海中医药大学出版社，2017.

［16］房敏，宋柏林. 推拿学［M］. 北京：中国中医药出版社，2016.

［17］施杞. 沪上中医名家养生保健指南丛书常见脊柱病的针灸推拿预防和护养［M］. 上海：复旦大学出版社，2016.

［18］姜建国. 中医全科医学概论（第10版）［M］. 北京：中国中医药出版社，2016.

［19］高希言，邵素菊. 针灸临床学［M］. 郑州：河南科学技术出版社，2014.

［20］梁繁荣. 针灸推拿学（第2版）［M］. 北京：中国中医药出版社，2016.